歴史総合パートナーズ ④

感染症と私たちの歴史・これから

飯島 渉
Iijima Wataru

SHIMIZUSHOIN

目次

はじめに─人類は感染症を克服できるか？─...4

1. 人類拡散の時代から縄文時代の感染症（数万年前から紀元前数世紀まで）...12

2. 弥生時代から古墳時代の感染症（紀元前数世紀から紀元6世紀半ばまで）...20

3. 奈良時代から平安時代の感染症（6世紀半ばから12世紀まで）...28

4. 鎌倉時代から江戸時代初期の感染症（12世紀から17世紀初めまで）...34

5. 鎖国の時代の感染症（17世紀初めから19世紀半ばまで）...42

6. 開国と戦争の時代の感染症（19世紀半ばから20世紀半ばまで）...48

7. 平和と国際保健の時代の感染症（20世紀半ばから21世紀初めまで）...66

8. 21世紀の日本と国際保健の時代の感染症...74

おわりに─感染症の歴史学─...80

はじめに―人類は感染症を克服できるか？―

リスクとしてのインフルエンザ

　感染症という言葉を聞いたことがありますか。病原性微生物の感染によって引き起こされる病気のことです。病原性微生物にもウイルス，細菌，原虫や寄生虫などいろいろな種類があります。それはあとで詳しく説明することにして，この本の読者の中には，学生さんも多いでしょうから，まず学校感染症（学校において予防すべき感染症）について紹介します。法律で，第一種から第三種までの感染症が定められていて，第一種：天然痘，ペスト，鳥インフルエンザなど，第二種：インフルエンザ，百日咳，麻疹，おたふくかぜ，風疹，みずぼうそう，結核など，第三種：コレラ，腸チフス，パラチフスなど，です。これらの感染症が流行すると，休校になる場合があります。また，日本ではみなさんが学校に入る時に，ポリオ，結核，百日咳，ジフテリア，破傷風，麻疹，風疹，日本脳炎の予防接種を受けているかどうかを確かめます。

　第二種のインフルエンザはよく耳にしますね。かかったことのある人もいるでしょう。それでは，いったいどんな病気なのでしょうか。何か調べる時に，インターネットにアクセスするのも一つの方法ですが，その場合には適切なホームページを探すことが大切です。そこで，東京の新宿区にある国立感染症研究所[※1]という，インフルエンザが流行すると必ずテレビに映る機関のホームページを見てみましょう。「感染症情報」のインフルエンザのページには，

　　　インフルエンザ（influenza）は，インフルエンザウイルスを病原とする気

※1　1947年に設立された感染症研究のための研究所。当初は，国立予防衛生研究所という名称だったが，1997年に現在の名称になった。感染症の基礎研究，抗生物質やワクチンの開発を行っている。

道感染症であるが，「一般のかぜ症候群」とは分けて考えるべき「重くなりやすい疾患」である。流行が周期的に現われてくるところから，16世紀のイタリアの占星家たちはこれを星や寒気の影響（influence）によるものと考え，これがインフルエンザの語源であると言われている。インフルエンザは，いまだ人類に残されている最大級の疫病である。

(https://www.niid.go.jp/niid/ja/kansennohanashi/219-about-flu.html)

と説明されています。

　ホームページでは，現在の流行状況が紹介されています。この本を書いていた2018年1月末には，インフルエンザが大流行していました。1週間のうちに医療機関を受診した患者は約283万人と推計され，前週の約171万人から激増しました。この結果，日本全国で100を超える小中高の学校が休校になり，学年閉鎖や学級閉鎖も広がっていました（2018年1月29日現在）。

　世界保健機関（WHO）[※2]のホームページでは，世界中のインフルエンザの流行状況を調べることができます。英語なのでちょっとたいへんですが，挑戦してみてください。「Influenza update」という地図があり，1月19日付の情報では，日本をはじめとする東アジア，ヨーロッパおよびアフリカのいくつかの国でインフルエンザがかなり流行していることがわかりました。

　ここで，一つ問題を出しましょう。国立感染症研究所やWHOは，何故こうした情報を集め，公開しているのでしょうか。それは私たちの生活とどんな関係があるのでしょうか。

　この本では，インフルエンザなどの感染症が私たちの生活に深く関係していること，人類が感染症との戦いを繰り返してきたことから，人類の歴史は，ある

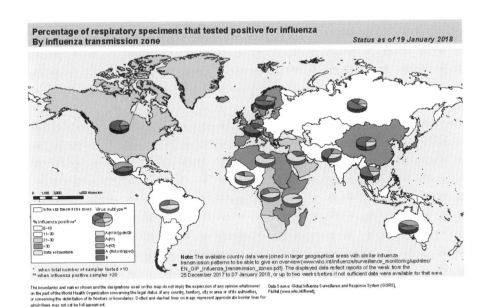

図1　WHOホームページ「Influenza update」

意味では感染症との戦いの歴史であったことを説明します。ここで，問題への答えを述べます。インフルエンザの流行情報が集められ公開されているのは，インフルエンザによって多くの患者や死者が出るリスクが心配されているからなのです。

　インフルエンザは，20世紀初めに大きな流行がありました。この時のインフルエンザは鳥インフルエンザだったと考えられています。当時の世界人口は約20億，そのうちの4分の1にあたる5億人が感染し（10億人が感染したとする説もあります），なんと4000万人から5000万人が亡くなりました。日本も例外ではなく，1918年から1920年のあいだに約2300万人の患者，約38万人の死者

※2　World Health Organization。1948年に設立された国際連合の専門機関で，ジュネーブに本部を置く。保健衛生の向上を目的とし，感染症の撲滅などに取り組んでいる。

はじめに─人類は感染症を克服できるか？─　7

を数えました[3]。この時期の日本の人口は現在のほぼ半分くらいでしたから，これをもとに，近い将来，鳥インフルエンザが流行した場合，日本だけで死者は70万人を超えるという予測もあるのです。この予測が当たらないことを祈るばかりですが，残念なことに，鳥インフルエンザだけではなく，歴史上，さまざまな感染症の爆発的流行が発生し，人類の歴史に大きな影響を及ぼしてきたのです。

マクニールの『疫病と世界史』

それでは，どんな感染症が私たちの祖先を悩ませてきたのでしょうか。流行の原因は何で，人々はどのような対策をとったのでしょうか。この疑問への答えを見つけるために，W. H. マクニール[4]が書いた『疫病と世界史』を読んでみることにしましょう。この本は，約1万年のあいだの感染症と人類の関係を次の六つの時代に分けて描いています。

①狩猟採集生活の時代

②農業と牧畜が開始された時代

③ユーラシア大陸における文明圏の交流の時代（紀元前500年から紀元1200年まで）

④モンゴル帝国による疾病バランスの激変の時代（紀元1200年から1500年まで）

⑤大洋を越えた疾病の交換の時代（紀元1500年から1700年まで）

⑥紀元1700年以降の医学と医療組織がもたらした生態的変化の時代

歴史をよく理解するために，いくつかの時代に分けるやり方を時代区分と呼びます。みなさんも古代や中世，そして近代という時代区分を聞いたことがある

でしょう。例えば，ヨーロッパのルネサンスの時期は文化が大きく変化したとして，中世の終焉と近代の始まりとされることがあります。歴史学が普通に用いるのは，政治や経済，文化の変化を基準とするやり方です。しかし，マクニールは新しい試みに挑戦しました。感染症の流行から時代区分を試みたのです。

いくつかの感染症が農業や牧畜の開始とともに流行するようになりました。ユーラシア大陸の東西で漢（前漢と後漢）やローマ帝国が勢力をふるった紀元前後の数百年間には，シルクロードの交易によって天然痘※5などが各地に広がりました。マクニールによれば，時代を大きく分けた感染症は，13世紀初めに成立したモンゴル帝国の騎馬軍団がアジアからヨーロッパにもたらしたペストと，15世紀末にコロンブスがアメリカ大陸へ「到達」したのち，スペイン人が持ち込んだ天然痘でした。また，19世紀になると，さまざまな感染症の原因が病原性微生物であることが確かめられ，感染症の抑制も進むようになりました。

「感染症と人類の歴史」を日本から見る

マクニールの挑戦はたいへん魅力的です。そして，この本によって私たちは，ペストや天然痘が歴史に決定的影響を及ぼしてきたことを知ったのです。しかし，この挑戦は時代区分からも明らかなように，ヨーロッパやアメリカから見

※3　日本のインフルエンザの死者はもっと多く，45万人にも及んだという推計もある。

※4　William Hardy McNeill（1917〜2016），カナダ生まれの歴史学者。米国で教鞭をとり，多くの著作を残した。日本語に翻訳されているものも多く，『戦争の世界史—技術と軍隊と社会』高橋均訳，刀水書房，2002年，中公文庫（上下），2014年，などがある。

※5　天然痘ウイルスを病原体とする感染症で，痘瘡とも呼ばれる。飛沫感染し，寒気・頭痛・発熱などをともない，顔などに発疹ができて，あとが残る。感染力が強く，死亡率も高かったが，種痘によって予防が可能になり，1980年WHOが世界根絶宣言を出した。

はじめに―人類は感染症を克服できるか？―　9

た感染症の歴史であることは否めません。そこで，この本では「感染症と人類の歴史」を日本列島から見てみることにします。

　日本列島で生活していた私たちの祖先は，いったいどんな感染症に苦しめられていたのでしょうか。日本列島が，中国大陸や朝鮮半島との交流の中で歴史をかたちづくってきたことはよく知られています。そのため，天然痘はかなり古くから流行していました。また，モンゴル帝国は二度にわたって日本に侵攻しました。その時，日本にもペストが持ち込まれたのでしょうか。

　この本では，次のような時代区分によって，日本から見た「感染症と人類の歴史」を描いてみることにします。

　①人類拡散の時代から縄文時代の感染症（数万年前から紀元前数世紀まで）

　②弥生時代から古墳時代の感染症（紀元前数世紀から紀元6世紀半ばまで）

　③奈良時代から平安時代の感染症（6世紀半ばから12世紀まで）

　④鎌倉時代から江戸時代初期の感染症（12世紀から17世紀初めまで）

　⑤鎖国の時代の感染症（17世紀初めから19世紀半ばまで）

　⑥開国と戦争の時代の感染症（19世紀半ばから20世紀半ばまで）

　⑦平和と国際保健の時代の感染症（20世紀半ばから21世紀初めまで）

　⑧21世紀の日本と国際保健の時代の感染症

　この時代区分はマクニールとは少し異なっています。どこが違っているのか，それは何故なのかをぜひ考えてみてください。

はじめに―人類は感染症を克服できるか？― 11

1．人類拡散の時代から縄文時代の感染症
（数万年前から紀元前数世紀まで）

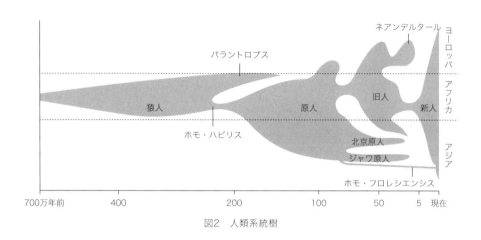

図2　人類系統樹

私たちはみな，アフリカ人？

　感染症の歴史をひもとくには，人類の進化や拡散に触れる必要があります。アフリカ大陸から始まった人類の歴史は，感染症とともにありました。700万年ほど前，チンパンジーの祖先と分かれた人類は，20種類ほどの猿人・原人・旧人そして新人（ホモサピエンス）を誕生させました。猿人の活動はアフリカ大陸にとどまっていましたが，約220万年前に誕生した原人はユーラシア大陸に進出し，ジャワ原人[※1]や北京原人[※2]となりました。約60万年前に誕生した旧人も西アジアやヨーロッパに進出しました。この時代にはまだ原人が生き残っていたとされています。そして約20万年前，ついに私たちの祖先であるホモサピエンスが誕生しました。この時にも，原人や旧人の子孫であるネアンデルター

※1　ジャワ島で生活していた原人。120万年前までに出現し，100万年ほど生存した。
※2　北京郊外の周口店で発見された原人。75万年前から40万年前まで生存した。

1．人類拡散の時代から縄文時代の感染症（数万年前から紀元前数世紀まで）　13

ル人[3]が生き残っていました。

　私たちは誰でも「ミトコンドリア・イブ」[4]と呼ばれている女性の子孫です。およそ4万年前，気候変動のために食料としていた果実などを安定して獲得できなくなったホモサピエンスの集団は，アフリカ東部を出発し，約1万年のあいだに世界各地へと拡散しました。この中で，ネアンデルタール人などが絶滅しました。人類の起源に関するこうした考え方を単一起源説と呼びます。なかなか受け入れ難いかもしれませんね。現在，世界各地で生活している人々には，肌の色や髪の毛の色など，かなりの違いがあるからです。しかし，近年さかんになったDNAの分析によって，単一起源説の正しさが証明されました。ある学者は，「私たちは皆，アフリカのイブという女性の子孫である。つまり，今日どこに暮らし，どんな肌の色をしていようと，私たちは皆アフリカ人なのだ」と述べています[5]。

　日本列島には，約3万8000年前にマンモスなどの動物を追って私たちの祖先がやってきました。この時代は寒冷だったので，海水が氷結して海面が下がり陸地が広がったため，日本列島への移動も容易だったのです。日本列島への移動ルートについての論争も繰り広げられています。かつては東南アジアから琉球列島や日本列島への拡散説が多数派でした。しかし，人骨や歯から採取されたDNAの分析が進み，シベリアから北海道へというルートの可能性も指摘されています。

ネアンデルタール人は感染症にかかったか？

　感染症の流行は，人類の進化や拡散と深い関係にあります。ここで一つ素朴な疑問を出します。ネアンデルタール人は感染症にかかったのでしょうか。人

類以外の多くの動物も感染症にかかることからすると（人獣共通感染症と呼びます），ホモサピエンスよりも前にアフリカを出発した原人や旧人，つまり北京原人・ジャワ原人やネアンデルタール人も感染症にかかったと考えるべきでしょう。あるいは，その絶滅の原因は感染症の流行だったかもしれません。

　感染症の原因である病原性微生物にもいろいろな種類があります。宿主の細胞の中でのみ増殖するウイルス（インフルエンザ，麻疹，HIVほか），細胞壁をもち自律的に増殖できる細菌（コレラ菌，赤痢菌，結核菌ほか），宿主に寄生する寄生虫（マラリア原虫，回虫，住血吸虫ほか）などがあり，ヒトなどへの感染のメカニズムや流行の条件も異なっています。

　病原性微生物も進化を繰り返してきました。人類に決定的な影響を及ぼした感染症の一つであるマラリアを例として，感染症と人類の関係を考えてみましょう。マラリアは媒介蚊の吸血によってマラリア原虫が体内に入り込んで起こります[6]。三日熱マラリアは，古い時代から流行していました。ネアンデルタール人もマラリアにかかったかもしれません。そのため，長い時間をかけて，

※3　ドイツのネアンデルタールで発見された旧人。生存の範囲はヨーロッパを中心としながら，中央アジア，西アジア，シベリア南部に広がっていた。約4万年前に絶滅したとされるが，ホモサピエンスとのあいだでわずかに混血した可能性が指摘されている。

※4　Mitochondrial Eve。ミトコンドリアDNAをたどって行きつくことができる，ホモサピエンス共通の祖先とされる女性のあだ名。全人類のミトコンドリアDNAの系統をさかのぼるとアフリカに住んでいた一人の女性にたどりつくことを示すもので，全人類がただ一人の女性から生まれたことを意味するものではない。専門的には「新人のアフリカ起源説」と呼ばれる。

※5　アリス・ロバーツ『人類20万年遙かなる旅路』野中香方子訳，文藝春秋，2013年，487頁。

※6　48時間ごとに高熱を出す三日熱マラリア，72時間ごとに高熱を出す四日熱マラリア，発熱の不規則な卵形マラリア，致死率の高い悪性マラリアである熱帯熱マラリアがある。それぞれ原虫の種類が異なる。日本列島では三日熱が多かったが，琉球列島の八重山・宮古（先島諸島）では熱帯熱が流行した。

1．人類拡散の時代から縄文時代の感染症（数万年前から紀元前数世紀まで）　15

三日熱マラリアの原虫と人類はともにサバイバルできるバランスを獲得し，感染したヒトの死亡率が次第に低くなったとされています。ところが，熱帯熱マラリアはホモサピエンスの拡散とともに世界に拡散したとされ（マラリア・イブ），人類との関係はそれほど長くないため，現在でも死亡率が高いままだと考えられています。マラリア原虫の宿主となるヒトを死亡させてしまうのは，病原体のサバイバルにとっては不都合です。結果として，マラリア原虫も生存できなくなってしまうからです。このように，感染症（それを引き起こす病原性微生物や宿主）と人類の関係はたいへん複雑です。さまざまな努力が払われてきたにもかかわらず，なかなか感染症を制圧することができないのは，感染症の原因もつねに進化していること，そして，こうしたメカニズムによるのです。

農業がもたらす感染症

　人類の暮らし方は感染症にどのような影響を与えたでしょうか。ホモサピエンスは，約1万年前に農業と牧畜を開始するまで，ずっと狩猟採集生活を送っていました。植物の栽培は人類史の中で最も革命的な変化です（農業革命）。安定して食料を確保できるようになっただけではなく，定住が開始されたからです。狩猟採集が主だった時代には，人類は出産の間隔を5年ほどおくことが普通でした。それ以下では移動に不便だったからです。ところが，定住によって出産の間隔が半減し，育児に時間と労力を割くことが可能になって，人口が増加しました。

　狩猟採集の時代の世界人口はだいたい数十万人から多くても100万人程度と推定されています。農業と定住によって各地で人口が増加すると，日本列島で縄文時代が終わりを迎える紀元前500年頃には，世界人口は約1億人まで増加

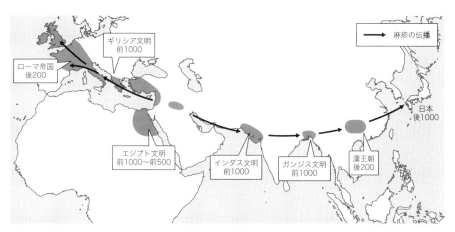

図3 古代文明と麻疹の伝播

し，紀元前後には約3億人まで急増したとされます。ところが，このことが感染症を蔓延させることになったのです。感染症がサバイバルするためには一定の人口規模が必要です。麻疹[※7]の場合，その感染が維持されるためには7000人程度の人口が必要とされています。その意味で，人口の増加や都市化は感染症の流行に絶好の条件を提供しました。また，糞便が農業肥料として使われるようになると，人類は多くの寄生虫とともに生活することになりました。

牧畜がもたらす感染症

野生動物を家畜化して，食料としたり農耕・運搬・交通のための道具とする牧畜も人類にとって大きな変化でした。ところが，これも感染症を蔓延させる

[※7] 麻疹ウイルスを病原体とする感染症。感染力が強く，幼児が多くかかるが，一度感染すると免疫を獲得する。現在では，ワクチン接種によって予防が可能になったが，かつては多くの人々の命を奪った感染症の一つであった。

1．人類拡散の時代から縄文時代の感染症（数万年前から紀元前数世紀まで） 17

原因となったのです。

　インフルエンザはもともとトリのあいだで流行していた感染症でした。また，天然痘はウシ，麻疹はイヌやウシのあいだで流行していました。野生動物の家畜化によって，こうした感染症がヒトのあいだでも流行するようになりました。ところで，結核[※8]は逆にヒトからウシに感染したとされます。ヒトも動物なのです。

寄生虫に悩まされた縄文人

　縄文時代の日本列島の状況に目を向けてみましょう。縄文時代が始まったのは，いまから約1万数千年前のことで，この時期には気候が温暖化して，海面が上昇しました。

　縄文人は温暖な気候のもとで，森林資源をたくみに利用し，クリなどを栽培したり，サケなどの海産物を利用して暮らしていました。そのため，縄文人の平均寿命は比較的長く，45歳程度だったという説もあります。

　それでは，縄文人はどんな感染症にかかったのでしょうか。これに答えてくれるのが，糞石というウンチの化石です。糞石の研究から，縄文人は寄生虫に感染したサケ（サナダムシ）やコイ（肝吸虫）などの魚をたくさん食べていたことがわかっています。一般に，人骨からは感染症に関する情報を得ることは難しいのですが，ポリオウイルスによって手足が不自由になったとされる20歳くらいの男性の人骨が北海道の遺跡から発見されています。この男性は，家族の助けを受けて生活し，手厚く埋葬されていました。縄文時代が約1万年も続いたのは，森や海の恵みをたくみに利用して，人々が助けあって生活していたからかもしれません。

18

※8 結核菌が引き起こす感染症。肺などの内臓を侵し，結核性の脳脊髄膜炎，胸膜炎などをともなう。

2．弥生時代から古墳時代の感染症
（紀元前数世紀から紀元6世紀半ばまで）

渡来人がもたらした感染症

　考古学の領域では，中国大陸での発掘が進み，最古の稲作遺跡群の一つである河姆渡遺跡[※1]では，いまから7000年前に稲作が始まっていたことがわかりました。稲作の導入は，感染症にも大きな影響を及ぼしたと考えられます。稲作のための水田が感染症を媒介する蚊などの温床となったからです。

　中国大陸や朝鮮半島で戦乱が続くと，多くの渡来人が日本列島に移動してくるようになり，日本列島に稲作をもたらしました。栽培されたイネはどこからやってきたのでしょうか。この分野でもDNAの研究が進み，日本列島にもたらされたイネは中国大陸の揚子江（長江）流域の江南に起源があるとする説が有力です。このことは，日本列島へのヒトの移動のあり方にもヒントを与えています。日本列島に水田耕作がもたらされた時期にはいくつかの考え方がありますが，これを契機に弥生時代が始まったとされます。

　渡来人は，日本列島に感染症ももたらしました。結核もその一つです。3世紀後半から7世紀の古墳時代の遺跡からは，結核に冒され変形した人骨が発見されています。稲作の導入の中で定住が進んで人口が増加すると，集落のあいだで交流が生まれ，また，ウシの家畜化が進んで，結核の流行にとって格好の条件が整ったのです。

ミイラが教えてくれる漢の時代の感染症

　日本列島に大きな影響を及ぼした中国大陸の状況を見ておくことにしましょう。いまから6000年〜5000年前になると，黄河と揚子江という大河に支えら

※1　中国の浙江省，杭州湾の南岸にある紀元前5000年から3300年頃の遺跡。水田耕作，豚や水牛の飼育が行われていた。

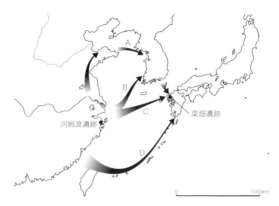

図4　日本列島への水田稲作の伝来　AとBのルートが有力視されている。

れ農業が発達し，人口も増加して，感染症の流行のための条件が整いました。

　考古学的な調査によって，感染症の流行も明らかになっています。中国南部の湖南省長沙市郊外の馬王堆にある墳墓から発見された3体のミイラ（紀元前168年に埋葬されたと推定されています）は，たくさんの情報を私たちに教えてくれます。特に，女性のミイラには皮膚や内臓が残っていて，左の肺は結核にかかっていました。また，直腸や肝臓から日本住血吸虫[※2]という寄生虫の虫卵が発見されました。ビルハルツ住血吸虫とマンソン住血吸虫を発見したビルハルツとマンソンは，19世紀半ばから20世紀初めに活躍した学者で，寄生虫を発見すると自分の名前を付けました。病原性微生物を発見することは学者にとってたいへんな業績です。天文学の世界で発見した彗星に自分の名前を付けるのと一緒です。それでは，何故，「日本」住血吸虫なのでしょうか。これは，あとでなぞ解きをしますから，もう少し先を読んでください。

　マクニールは，ユーラシア大陸の東西で流行していた住血吸虫症について，

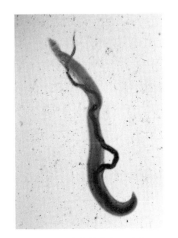

図5　日本住血吸虫の成虫

古代エジプトの灌漑農耕民は紀元前1200年にはもう（住血吸虫症に）侵されていたが、実際にはもっと古くからだったに違いない。（中略）遠く離れた中国でも、最近発見された紀元前2世紀とされるきわめて保存状態のよいミイラの体内に、吸虫がその他何種かの寄生虫とともに見出された。（中略）旧世界の全域で、古代の水利灌漑と住血吸虫症がごく早いうちから結びついていた可能性が高い[※3]

として、古代文明が農業を発達させ、寄生虫病である住血吸虫症とともにあっ

※2　住血吸虫はヒトや動物の静脈に寄生する寄生虫で、中間宿主はオンコメラニアという巻き貝。肝硬変を引き起こし、死亡する場合がある。日本、中国やフィリピンに分布する日本住血吸虫、ほかに、アフリカに広く分布するビルハルツ住血吸虫、アフリカと南米に分布するマンソン住血吸虫、東南アジアのメコン川流域に分布するメコン住血吸虫がある。

※3　マクニール, W. H.『疫病と世界史』（上下）、佐々木昭夫訳、新潮社、1985年、中公文庫、2007年、上巻、90〜91頁。

2. 弥生時代から古墳時代の感染症（紀元前数世紀から紀元6世紀半ばまで）　23

たことを指摘しています。

ローマ帝国と感染症

　紀元前8世紀から紀元4世紀までの1000年ほどのあいだ，地中海世界ではギリシアやローマが勢力を拡大し，ローマは強大な帝国をつくりました。こうした中で，感染症も流行したのです。マクニールは，この様子を，

　　　帝国各地の住民において紀元165年を境に一変したミクロ寄生の発生状況が，ローマ帝国の宗教と文化の歴史に，社会的政治的変化に劣らぬ大きな影響を与えたことは間違いない[4]

と述べています。「紀元165年を境に一変したミクロ寄生」とは，感染症の流行のことで，当時の皇帝の名前から「アントニウスの疫病」と呼ばれ，この感染症は天然痘だったと考えられています。

　ハンセン病[5]も流行を繰り返しました。この感染症ほど患者を苦しめたものはありませんでした。感染力は決して強くなかったのですが，身体を変形させることがあったため，患者への差別が強まりました。

『三国志』の世界と感染症

　湖北省の揚子江南岸の赤壁は，『三国志』が語る孫権・劉備の連合軍と曹操軍の戦い（208年）の場所として有名です。この勝敗を決したのは日本住血吸虫症だったという説があります。この時代には，揚子江流域を中心とする中国南部の開発が進みました。そのため，水田耕作が拡大し，日本住血吸虫症などの

感染症が流行する条件が整いました。専門的な用語で，これを「開発原病」と呼びます。ヒトの手によって自然環境が改変されると，感染症が生態系からのリバウンドとして流行する現象を指します。農業は，自然環境を大きく変化させる要因でした。農業開発が進むと，感染症も流行することになったのです。こうして，『三国志』の世界も感染症から見直してみることができるのです。

　中国の歴史書には感染症をめぐる記録がたくさんあります。旱魃などの自然災害との関係も指摘され，不作のための栄養不良が感染症の流行の引き金になったと考えられます。陳高傭『中国歴代天災人禍表』[6]は，歴代の中国の歴史書から，感染症の流行などの記録を抜き出してまとめたものです。感染症は，自然災害や異民族の侵入とともに「災い」として意識されていて，ここに人々の感染症への考え方が示されています。

　中国の歴史は実際のところ，感染症だらけなのですが，歴史書には「疫」や「大疫」と書かれているだけで，それがどんな感染症なのかを確定することは困難です。天然痘は人々をたびたび苦しめた感染症でした。また，赤痢[7]や腸チフス[8]などが流行した可能性もあります。赤痢は発熱とともに激しい下痢をともない，大便に血や膿がまじることからその名前があり，飢饉や戦争の際に流行

※4　マクニール，W. H.『疫病と世界史』（上下），佐々木昭夫訳，新潮社，1985年，中公文庫，2007年，上巻，202頁。

※5　癩菌によって引き起こされる感染症。ノルウェーの学者であったG. A. ハンセンが病原菌を発見したことによってこの名前がある。

※6　国立暨南大学叢書之一，1939年（のちに上海書店影印，1986年）。

※7　赤痢菌を病原体とする感染症で，食べ物を介して経口感染する。感染すると頻繁に便意を催し，血便を排泄する。

※8　腸チフス菌を病原体とする感染症で，経口感染する。発熱，頭痛，食欲不振や下痢を起こす。

することが多かった感染症でした。

朝鮮半島の感染症

　朝鮮半島の状況も日本列島に大きな影響を及ぼしました。三木栄[9]は、『朝鮮医学史及疾病史』という大著を著し、12世紀の高麗時代に編纂された、『三国史記』(新羅・高句麗・百済の三国時代から統一新羅末期までを対象とした歴史書)などから、朝鮮半島における感染症の流行の様子を詳しく調べました。それによると、朝鮮半島では、紀元前後から「饑疫」や「大疫」などが発生していました。おそらく天然痘・赤痢・麻疹・発疹チフス[10]・腸チフス・インフルエンザ・マラリアなどの感染症だったと考えられます。

※9　1903〜1992，日本の医学史家。朝鮮医学史を体系的に研究した。

※10　リケッチアの一種を病原体とする感染症。シラミからヒトに感染する。高熱，頭痛，めまい，吐き気などをともなう。

3．奈良時代から平安時代の感染症
（6世紀半ばから12世紀まで）

シルクロードと感染症

　ユーラシア大陸の東西で成立した古代文明や帝国では，住血吸虫症などの寄生虫病が人々を苦しめていました。また，感染症はシルクロードを経由して広がったため，ユーラシア大陸では長い時間をかけて同じ感染症が流行するようになりました。専門的には，これを疫学的な条件が均質化したといいます。この結果，日本列島は次第に中国大陸や朝鮮半島と同じ疫学的条件のもとに置かれるようになりました。

　中国大陸では寄生虫病のほかにどんな感染症が流行していたのでしょうか。それを教えてくれるのが，中国医学の医学書です。中国ではギリシアやインドなどとならんで，古くから医学が発達しました。そのため，数多くの医学書が書かれ，感染症の治療も重視されました。『諸病源候論』[1]には，巻七「傷寒豌豆瘡候」の記載があり，これは天然痘だと考えられています。

　ところで，天然痘はいったいどこから中国にやってきたのでしょうか。富士川游[2]は，明治末年に著した『日本疾病史』の中で，天然痘の起源をインドに求め，インドからシリアやアラビアを経てヨーロッパへと西進し，また，中国から朝鮮，そして日本に東進したとしています。中国での天然痘の流行については，最も古い説として前漢時代に張騫がシルクロードに使いをして帰国した紀元前126年という説や，紀元4世紀頃の東晋の時代とする説を紹介しており，富士川自身は東晋説をとっています。

　感染症の流行は，人口減少の原因の一つでした。正史である『隋書』は，煬帝

---

[1]　610年頃，巣元方らが隋の煬帝の命によって編纂した医学書。病名をあげ，症状や原因を論じており，後世に大きな影響を与えた。

[2]　1865〜1940，日本の医学者，医学史家。

3. 奈良時代から平安時代の感染症（6世紀半ばから12世紀まで）　29

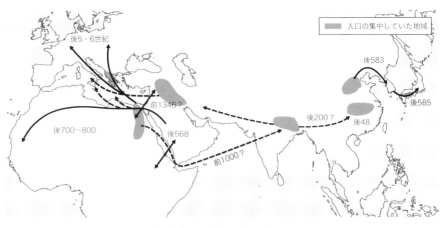

図6　天然痘の起源とその伝播

の治下, 大業8年（612年）に「是歳, 大旱, 疫, 人多死, 山東尤甚」と記しています。この意味はだいたいわかりますね。「この年, たいへんな旱魃があり, 疫病がはやったため, 人々がたくさん亡くなった, 山東の被害が最も大きかった」という意味です。

天然痘も日本列島へ

日本は, 朝鮮半島や中国大陸との交流の中で古代国家（ヤマト政権）を成立させ, 白村江の戦い（663年）で唐や新羅の連合軍に敗北すると, 仏教を導入し, 中国王朝をモデルとした国家建設を進めました。中国の正史をまねた歴史書も編纂しました。このため, 日本列島の感染症の記録もかなり古くまでさかのぼることができます。

富士川游は, 『日本疾病史』の中で『続日本紀』などの記録をもとに, 日本でどのような病気が流行していたのかを明らかにしました。その病気のほとんど

は感染症でした。735年（天平7年）に新羅からの使節がやってきたり，遣唐使が唐人やペルシア人をともなって帰国したりする中で，九州の大宰府で天然痘（豌豆瘡，裳瘡，疫瘡）と考えられる感染症が流行し，その後，平城京でも多くの人が亡くなりました。東大寺の大仏の建立は，その平癒を願ったものでした。737年（天平9年）には，大宰府の管内で天然痘が流行し，多くの人々（百姓）が亡くなり，病気にかかった貧しい人々を助けるため，神社では祈禱が行われ，貧しい家には煎じ薬が与えられたとしています。この根拠となったのは，『続日本紀』の次のような記述でした。この時期の日本の歴史書が漢文で書かれていることにも注目してください。

　　天平七年，十二月，是歳，年頗不稔，自夏至冬，天下患豌豆瘡（俗日裳瘡）　　夭死者多。
　　天平九年，四月癸亥，大宰府管内諸国，疫瘡時行，百姓多死，詔奉幣於部内　　諸社以祈禱焉，又脈恤貧疫之家，竝給湯薬療之。

　富士川は，中国大陸や朝鮮半島から日本に天然痘がもたらされた可能性が高いことを指摘しました。ただし，病状から麻疹の可能性も否定できません。また，日本での天然痘の流行を8世紀初めとすることに疑問も呈しています。もっと古いはずだというのです。中国・朝鮮・日本の関係の深さを考えると，この疑問も自然なことだと思われます。三木栄は，朝鮮半島の状況を調べるために，中国や日本の記録も広く集めていて，6世紀半ば，朝鮮から日本に仏教や仏像がもたらされたのと同時に天然痘が持ち込まれたのではないかと指摘しています。
　人々は天然痘をどのように受けとめたのでしょうか。お祓いや大勢の僧侶を

3．奈良時代から平安時代の感染症（6世紀半ばから12世紀まで）　31

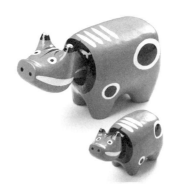

図7　疱瘡除けの赤べこ　福島県会津地方の郷土玩具。

集めての読経もその一つです。神仏に祈るという行為を科学的でないとか，意味のないものと考えることはできません。現在でも，私たちは病気に冒されると，ごく自然に神仏に祈るからです。また，元号を変える改元も行われました。『日本書紀』には，「疱瘡」の流行は外来の宗教である仏教を持ち込んだからだとして，それが仏教の導入に熱心だった蘇我氏と反対した物部氏との対立の原因となったと記述されています。感染症の原因がわかっていない時代には，こうしたことがよく起こりました。

　この時代に日本列島にもたらされた感染症の一つに「咳逆」があります。インフルエンザの可能性が高く，872年（貞観14年）の流行は，渤海からもたらされたものでした。ハンセン病についても触れておきましょう。仏教をあつく信仰した光明皇后が湯殿でハンセン病の患者の膿を吸い出すと，病人は仏の姿に変わったという有名な話があります。これは事実ではありませんが，後世の人々がこの話を信じたことは確かで，感染症と宗教の関係，人々の意識をよく示しています[※3]。

寄生虫病ももちろん深刻でした。藤原京のトイレの跡からは回虫をはじめとするたくさんの寄生虫卵が発見されています。

腺ペストの衝撃

ユーラシア大陸の西に目を転じてみましょう。東ローマ帝国では，6世紀から8世紀に，首都のコンスタンティノープル（現在のイスタンブール）で腺ペスト[4]の流行がたびたび起きています。

エジプトのアレクサンドリア，パレスティナからシリアを経てコンスタンティノープル（542年）へと広がったペストは，当時の皇帝もかかったため，「ユスティニアヌスのペスト」と呼ばれています。その後，腺ペストは，シチリア島，イタリア半島，バルカン半島，スペイン，フランスからイングランドにも広がり，3000万人から5000万人が亡くなったとされています。

腺ペストの衝撃を契機として，アラビア半島で勃興したイスラーム社会が地中海世界やイベリア半島に進出しました。医学史の古典であるシゲリスト[5]の『文明と病気』は，この時期のペストの流行が，地中海世界の歴史の転換点になったと述べています[6]。しかし，たいへん興味深いことに，その後，14世紀になるまでヨーロッパでは腺ペストの流行は見られなかったのです。

※3　ハンセン病は，20世紀になると，患者の強制的隔離が進められ，多くの悲劇を生んだ。

※4　ペスト菌を病原体とする死亡率の高い感染症。ノミが媒介動物で，ペスト菌に感染したネズミやリスを吸血したのち，ヒトを吸血すると感染する。リンパ腺が腫れ，激しい痛みを感じるためこの名前がある。

※5　Henry Ernest Sigerist（1891〜1957），ドイツのライプチヒ大学の医史学教授から米国のジョンズ・ホプキンス大学の医史学センター教授，所長などをつとめた。

※6　シゲリスト『文明と病気』（上下），松藤元訳，岩波新書，1973年，上巻，171頁。

3．奈良時代から平安時代の感染症（6世紀半ばから12世紀まで）　33

4. 鎌倉時代から江戸時代初期の感染症 （12世紀から17世紀初めまで）

モンゴル帝国とヨーロッパの黒死病

　マクニールの『疫病と世界史』の最も印象的な主張は，モンゴル帝国の騎馬軍団がヨーロッパに腺ペストをもたらしたとしていることです。

　　1347年以降，ヨーロッパが繰り返しペストを体験し続けたということと，1347年に先立つ5世紀半もの間，ヨーロッパの土地からこの病気がすっかり姿を消してしまっていたという二つの事実の間の際立った対照は，直前になにかドラスティックな事態が生じて，一挙にヨーロッパが感染の脅威に曝されることになった事実を示す。（中略）そこでひとつの仮説として次のように考えられる。モンゴル軍が雲南省とビルマの略奪から帰還した1253年のすぐあと，パストゥーレラ・ペスティスはモンゴリアの野生の齧歯類の共同体に侵入しそこに根をおろした。以後年々歳々この感染症が大草原を西へと広がっていった。その際，感染したネズミとノミとヒトが知らぬ間にペスト菌を新しい齧歯類の共同体にうつすという形で，人間の移動に助けられることもあった[1]

　14世紀から300年ほどのあいだ，ヨーロッパで黒死病が流行しました。黒死病は，パミール高原を経てインド，サマルカンドからペルシアへ，1347年にコンスタンティノープル，アレクサンドリア，ダマスカス，アレッポへと広がり，その後，ヨーロッパ全域で流行しました。このため，ヨーロッパの人口の3分の1にあたる約2000万人から3000万人が死亡したと推定されています。死者数

※1　マクニール, W. H.『疫病と世界史』（上下）, 佐々木昭夫訳, 新潮社, 1985年, 中公文庫, 2007年, 下巻, 24, 26頁。

4．鎌倉時代から江戸時代初期の感染症（12世紀から17世紀初めまで）　35

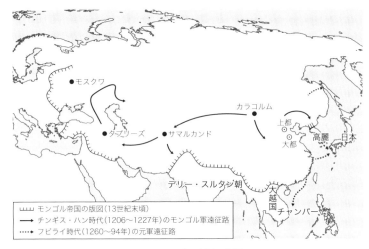

図8　モンゴル帝国の版図

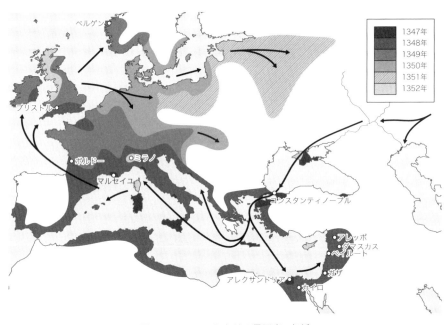

図9　ヨーロッパにおける黒死病の伝播

の推定には幅があり，5000万人説もあります。

　黒死病の流行はヨーロッパの社会に大きな影響を及ぼしました。人口の減少は，社会制度としての荘園制を動揺させました。また，ユダヤ人がカトリック教徒の井戸や泉に毒物を投入したため黒死病が起きたとされ，ベネチア・パリ・ロンドン（1348年），ウィーン（1349年），モスクワ（1352年）などで，ユダヤ人の虐殺事件が発生しました。

　マクニールは，14世紀に流行した黒死病がモンゴル帝国によってもたらされたものだという大胆な仮説を立てました。しかし，ヨーロッパではネズミの死亡が見られなかったことから，この時期の黒死病は，それ以前とは異なり，炭疽[※2]との混合的流行などの可能性も指摘されています。ここでペストではなく黒死病としたのはそのためです。

蒙古襲来はペストを日本にもたらしたか？

　13世紀末に，モンゴル帝国が日本に侵攻した時（蒙古襲来），ペストも日本に持ち込まれたのでしょうか。結論から言うと，モンゴル帝国の攻撃は失敗したこともあって，日本にはペストは持ち込まれなかったと考えられます。マクニールも，中国においてペストが流行したのは1331年以後のことであったとしています。そのため，蒙古襲来の時期には中国ではペストは流行していなかったと考えられ，このことは，長期にわたってモンゴル帝国の支配下に入った朝鮮半島ではペストは流行しなかったとされていることとも符合します。

　それでは日本列島ではどんな感染症が流行していたのでしょうか。この時代

※2　炭疽菌を病原体とする感染症。主としてウシ・ウマ・ヒツジなどがかかるが，ヒトにも感染する。

4．鎌倉時代から江戸時代初期の感染症（12世紀から17世紀初めまで）　37

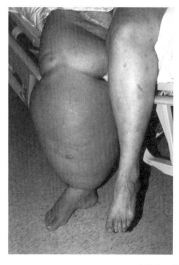
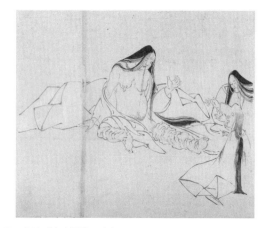

図10 象皮病　右は『奇疾図巻』より。

には温暖化の中で土地の開墾が進み，水田耕作が広がりました。この結果，さまざまな感染症を媒介する蚊などの生活範囲も広がりました。そのため，日本列島では三日熱マラリアなどが本格的な広がりを見せたと考えられます。

　マラリアは，「瘧（おこり，わらわやみ）」と呼ばれていました。漢字は深い意味を持っています。やまいだれの中の虐とは，虎が爪を立てて人を殺害することを意味しています。高熱の苦しみを表現したものでしょう。また，リンパ系フィラリア※3という，蚊が媒介する寄生虫病も広がりました。狩野探幽の『奇疾図巻』（江戸時代初期）には，この病気によって足が象の足のように膨れた（象皮病）貴族の女性や，陰嚢が大きくなってしまった（陰嚢水腫）男性が描かれています。

38

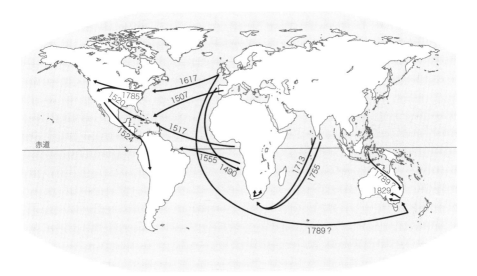

図11　コロンブスの交換と天然痘の伝播

コロンビアン・イクスチェンジと感染症の交換

　大西洋世界に目を転じると，15世紀末からヨーロッパとアメリカのあいだでダイナミックな動きが登場しました。マクニールは，

> アステカ人がコルテスと彼の部下を首都から追い払ってから4ヶ月後，天然痘が首都に突発した。コルテス攻撃を指揮した首領自身，この病気で最初に斃れた一人だった。このような疫病が，完全に未経験な住民を襲うときは恐ろしいことになる。どう対応したらいいのか，何をなすべきか，誰

※3　フィラリア（糸状虫）の感染によって引き起こされる寄生虫病。日本では，バンクロフト糸状虫が中心であった。蚊によってヒトに媒介され，寒気・発熱・頭痛などをともない，陰嚢水腫，乳び尿，象皮病などを引き起こす。

4．鎌倉時代から江戸時代初期の感染症（12世紀から17世紀初めまで）　39

も知らない。彼らは遺伝による，あるいは後天的な抵抗力を全く欠くから。

　この最初の大虐殺だけで，おそらくは全住民の3分の1か4分の1が死んだ[4]

と述べています。コルテスによるアステカ帝国の征服（1521年）や，ピサロに
よるインカ帝国の征服（1533年）は，スペイン人がもたらした天然痘などの感
染症がアメリカ先住民の人口を激減させた結果でした。アメリカ大陸の植民地
化の最も重要な要因は天然痘だったのです。

　マクニールの説のもとになったのは，クロスビー[5]が「コロンブスの交換
（Columbian Exchange）」と呼んだ，大西洋をまたいだ感染症の交換でした[6]。
16世紀半ばから17世紀初めには，天然痘のほかにも，麻疹，発疹チフス，イン
フルエンザ，ジフテリア[7]などの感染症が流行し，アメリカ社会を大きく揺さ
ぶりました。この結果，メキシコの人口は3000万から300万に激減したのです。
コロンビアン・イクスチェンジによる感染症の交換が歴史を変えたのです。こ
のことを，フランスの歴史家エマニュエル・ル゠ロワ゠ラデュリ[8]は，「細菌によ
る世界の統一」という印象的な表現で呼んでいます。

コロンビアン・イクスチェンジと日本

　16世紀になると，コロンビアン・イクスチェンジの影響は日本列島にも及び
ます。これを象徴するのは，梅毒[9]の伝播でした。アメリカ大陸を起源とする感
染症がヨーロッパを経由して南アジア，東南アジアに伝わり，東アジアにもも
たらされたのです。梅毒自体は古くからヨーロッパにあったとする説もありま
すが，16世紀になって梅毒が世界に広がったことは確かです。

　日本にもたらされた梅毒は，唐瘡や琉球瘡，九州では特に南蛮瘡と呼ばれま

した。これは何を意味しているのでしょうか。ヨーロッパでも，イタリアでは梅毒をフランス病と呼び，フランスでは逆にナポリ病と呼んでいました。病気に地名が付けられていることは，人々が梅毒をどのようなものとして意識していたかをよく示すものです。感染症はしばしば外国からやってくるものと考えられていました。こうした事例は，梅毒だけではなく，いろいろな病気に見られます。中国語の俗語では，水虫<ruby>みずむし</ruby>のことを「香港脚<ruby>ホンコンあし</ruby>」と呼びます。こうした表現が差別的な感覚と表裏一体なのは言うまでもありません。けれども，21世紀に生きる私たちは，はたしてこれを歴史の問題として片づけることができるでしょうか。もし，新たな感染症が登場したら，私たちはこうした差別的意識から完全に自由になれるでしょうか。

※4　マクニール，W. H.『疫病と世界史』（上下），佐々木昭夫訳，新潮社，1985年，中公文庫，2007年，上巻，25頁。

※5　Alfred Worcester Crosby Jr.（1931〜2018），米国の歴史学者。生態学的な視角から歴史を再構成することを試み，『ヨーロッパ帝国主義の謎－エコロジーから見た10〜20世紀』佐々木昭夫訳，岩波書店，1998年，その後，『ヨーロッパの帝国主義－生態学的視点から歴史を見る』ちくま学芸文庫，2017年など，日本語に翻訳されている著作も多い。

※6　「コロンブスの交換」は感染症の交換を指すだけではなく，たくさんの南アメリカ大陸の作物などがヨーロッパにもたらされ，のちに世界各地に広がったことを指す。トウモロコシやサツマイモ，ジャガイモなどは，世界各地で生産されるようになり，食料としてだけではなく家畜の飼料としてもきわめて重要な役割を果たした。このことが世界の歴史に与えた影響はとても大きかった。

※7　ジフテリア菌を病原体とする感染症で，発熱・呼吸困難などをともなう。子どもがかかりやすい。

※8　Emmanuel Le-Roy-Ladurie（1929〜），フランスの歴史学者。気候変動の歴史への影響などを論じた。

※9　梅毒スピロヘータによって引き起こされる性感染症。

4. 鎌倉時代から江戸時代初期の感染症（12世紀から17世紀初めまで）　41

5．鎖国の時代の感染症
（17世紀初めから19世紀半ばまで）

鎖国と感染症

　17世紀初めから19世紀半ばまで，江戸幕府は海外渡航を禁止し，外国貿易を長崎でのオランダ・中国との貿易に限定する政策をとりました。しかし，琉球王国を通じての中国貿易，対馬の宗氏を通じての朝鮮貿易，また，松前でのアイヌを通じての北方貿易という窓も開いていました。この時代は，外国貿易や人の交流が制限されていたので，感染症の流行も限られたものだったと考えられがちです。しかし，実際には，古くから流行していた天然痘や麻疹などが引き続き猛威をふるいました。こうした感染症が土着化していたからだと考えられます。

　麻疹の大流行は，江戸時代に十数回あったとされ，だいたい決まった間隔をおいて流行が起きています。これは何故でしょうか。一度麻疹にかかった人は二度とかかりません。これを免疫と呼びます。そのため，麻疹の大流行を経験していない人が増えると，また流行が繰り返されたのです。

琉球王国とアイヌ社会の感染症

　日本列島とは異なった歴史を歩んだ琉球王国とアイヌ社会の感染症についても，簡単に触れておきましょう。琉球が沖縄本島の中山王国を中心に統一されたのは15世紀初めのことで，その後，八重山・宮古なども版図に入れ，中国の明朝や東南アジアの諸国とさかんに貿易を行ったため，天然痘をはじめとするいろいろな感染症が持ち込まれました。

　琉球王国の統治下にあった八重山の西表島などで熱帯熱マラリアが流行するようになったのもこの時代のことで，オランダ船の漂着ののちに流行が始まったという言い伝えがあります。19世紀になるとコレラ[※1]も流行しました。

※1　コレラ菌を病原体とする感染症で，飲料水などを通して経口感染する。激しい嘔吐，下痢をともなう。

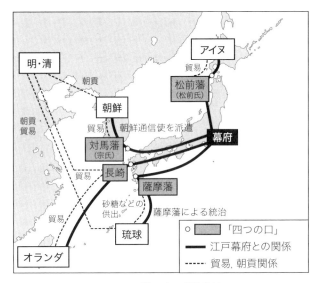

図12　近世日本の対外関係

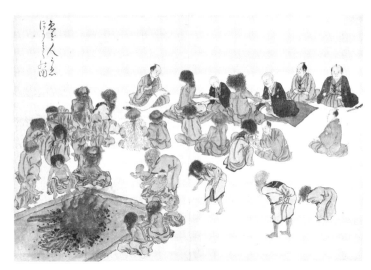

図13　天然痘の予防接種をするアイヌ

リンパ系フィラリアなどの寄生虫病も多かったと考えられます。

　狩猟や漁労を中心としていたアイヌ社会にも，松前藩などとの貿易によって感染症が持ち込まれました。このことは，コロンビアン・イクスチェンジと同じような現象がアイヌと松前藩とのあいだで起きたことを示しています。その主人公となったのはやはり天然痘で，アイヌの人口が減少したとされています。

大西洋の奴隷貿易とマラリア

　大西洋では15世紀末以後，ヨーロッパ人によってアフリカとアメリカのあいだでさかんに奴隷貿易が行われました。この結果，ヨーロッパで流行していた三日熱マラリアがアメリカに持ち込まれ，致死率の高い熱帯熱マラリアがアフリカからアメリカに持ち込まれることになりました。アフリカからアメリカに

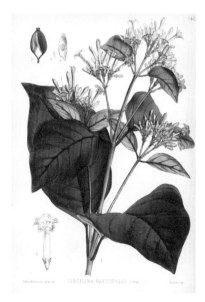

図14　キナ

5. 鎖国の時代の感染症（17世紀初めから19世紀半ばまで）　45

は，媒介蚊とともに，黄熱病[2]やデング熱[3]も伝播しました。

　歴史は，時にとても残酷です。マラリアの特効薬であるキニーネ[4]の原料となるキナは，もともと南アメリカのアンデス地方の植物でした。イエズス会の宣教師たちがキナの樹皮をヨーロッパに持ち帰ってマラリアの治療を進め（「イエズス会の樹皮」と呼ばれました），その後，ヨーロッパ人たちは，キニーネを利用して熱帯熱マラリアの流行していたアフリカを植民地化することに成功したのです。

※2 黄熱ウイルスを病原体とする感染症で，蚊が媒介する。アフリカ西部や中南米に多い。黄熱病の研究者としては，野口英世（1876〜1928）が有名で，自身も感染して命を落とした。

※3 デングウイルスを病原体とする感染症で，蚊が媒介する。

※4 キナの樹皮からとれるマラリアの治療薬で，化学薬品の開発が進んだ現在でも治療に用いられる。

6. 開国と戦争の時代の感染症
（19世紀半ばから20世紀半ばまで）

コレラのグローバル化と日本の開国

　19世紀初めから20世紀半ば，コレラなどいくつかの感染症が大流行しました。その背景には，世界人口の急増と都市化，貿易や移民の拡大がありました。それを支えたのが，汽船や鉄道，航空機などの交通手段の発達です。18世紀の終わりには，イギリスからオーストラリアへ行くには帆船で1年近くを要しました。19世紀半ば，汽船によって航海は3か月となり，飛行機が導入された1920年代半ばには約2週間，現在はほぼ1日です。この結果，感染症の伝播のスピードも速くなり，リスクは大きくなったのです。

　コレラはもともとインドのベンガル地方で流行していた風土病[※1]で，1817年に突如として感染爆発を起こし，グローバル化しました。第1回の世界的流行は，ベンガル地方からインド全域，その後，アラビア海からペルシア湾岸へと広がり，東南アジア，中国，朝鮮，日本にも広がりました。コレラが日本に入ったのは1822年のことで，インドでの感染爆発からわずか5年後のことです。コレラの日本への伝播ルートには，オランダ貿易によりジャワから長崎に入ったとするジャワ説と，朝鮮貿易により朝鮮半島から対馬を経て長門に入ったとする朝鮮説の二説があります。その後，コレラは日本でも流行を繰り返します。見市雅俊[※2]は，鎖国の時代であったにもかかわらずコレラが持ち込まれたことに注目して，コレラの伝播こそが日本の開国だったのだと大胆な意見を述べています。

　天然痘などとならんで，コレラは，多くの人々を死にいたらしめた感染症の

※1　ある地域に多発する特有の病気で，気候・地質・生物相や住民の生活様式などが要因となる。地方病とも呼ばれる。

※2　1946〜，日本の歴史家。感染症を歴史学の中に位置づけた『コレラの世界史』晶文社，1994年などの著作がある。

6. 開国と戦争の時代の感染症（19世紀半ばから20世紀半ばまで）　49

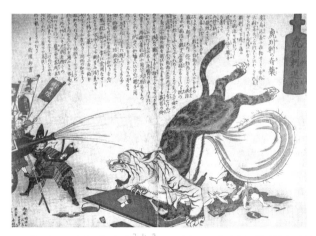

図15　コレラ退治（1886年）　怪獣「虎列刺(コレラ)」に向かって衛生隊が消毒液を噴射している。

一つで，19世紀から20世紀初め，世界的大流行を繰り返し，多くの人命を奪いました。そのため，各地でさまざまな対策が試みられました。イギリスは産業革命によって初めて工業化を経験しました。しかし，労働者が置かれていた状況は，驚くほど不健康・不衛生で，しかも長時間労働が行われていました。子どもが工場で働くことも多かったのです。19世紀初め，子どもの労働時間は一日12時間に制限されたほどでした。こうした状況の中で，コレラや結核が蔓延したのです。

　ジョン・スノウ[※3]というイギリス人医師は，1854年のロンドンでのコレラ流行の際に，患者が発見された場所を地図の上におとし，彼らが同じ井戸を利用していることをつきとめました。これは疫学と呼ばれる感染症の調査の基本的な方法です。こうして，コレラ対策として，清潔な飲料水を確保するための上水道が整備されるようになりました。各地で，公衆衛生[※4]が重視されるようになったのは，コレラの流行をきっかけとしていました。また，公衆衛生が明確に政府

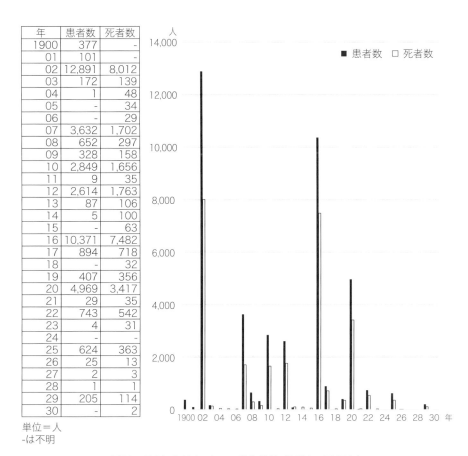

図16　日本におけるコレラの発生状況（1900〜1930年）

の仕事として位置づけられるようになったのも19世紀のコレラの流行がきっかけでした。

※3　John Snow（1813〜1858）、コレラの流行をめぐる疫学的調査を初めて行った。
※4　人々の健康を守るため保健機関によって進められる組織的な衛生事業。感染症の予防、母子保健、上下水道、屎尿（しにょう）処理などさまざまな領域がある。

シラミと文明―戦争と感染症―

　シラミが媒介するチフスも，19世紀の世界を席巻した感染症の一つです。フランスのナポレオンはロシア遠征のために，50万人の軍隊を動員しましたが，多くの兵士が発疹チフスの犠牲となって，壊滅的な打撃を受けました。20世紀初期，第一次世界大戦からロシア革命の時期にも，東ヨーロッパとソ連（現在のロシア連邦）で，2500万人から3000万人の発疹チフスの患者が発生し，10分の1にあたる300万人が死亡したとされます。

　ハンス・ジンサー[5]は，『ねずみ・しらみ・文明―伝染病の歴史的伝記』の中で，「剣と槍，弓矢，鉄砲，そして高性能爆弾でさえ，国家の運命に及ぼした影響の点では，発疹チフスを媒介するシラミ，ペストを伝播するノミ，また黄熱を蔓延させる蚊よりも，はるかに弱いものであった」[6]と述べています。発疹チフスが抑制されるようになったのは，20世紀後半になってDDT[7]によってシラミが退治できるようになってからのことでした。

種痘の発明―感染症とワクチン―

　ウシの乳しぼりをする女性が天然痘にかかりにくいことに気づいたジェンナー[8]は，18世紀末，ウシの天然痘にわざとかかることによって免疫を獲得する方法＝種痘（牛痘）を開発しました。一度天然痘にかかると再びかかることがないことは，古くから知られていました。このため，インドや中国では天然痘の患者の瘡蓋を使った人痘の接種がさかんでした。しかし，実際にヒトの天然痘にかかるわけですから，かえって天然痘を蔓延させてしまう場合もありました。

　19世紀初め，日本にも何度か種痘がもたらされたのですが，なかなか定着せず，19世紀半ば，長崎のオランダ商館の医師モーニッケ[9]がもたらした痘苗を

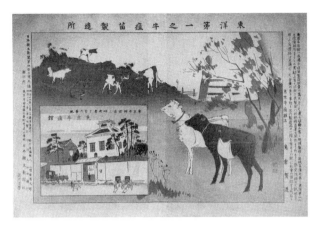

図17 明治時代の牛痘苗製造所（1895年）

使って，楢林宗建[※10]が自分の子どもに接種したことを契機に種痘が広まりました。大坂に適塾という蘭学塾を開いていた緒方洪庵[※11]はその普及につとめ，

※5　Hans Zinsser（1878〜1940），米国の細菌学者，医学史家。
※6　ハンス・ジンサー『ねずみ・しらみ・文明―伝染病の歴史的伝記』橋本雅一訳，みすず書房，1966年，9頁。
※7　有機塩素系の殺虫剤の一つ。スイスの学者であるパウル・ヘルマン・ミュラーによって殺虫効果が発見されると（1948年ノーベル生理学・医学賞を受賞），米軍が戦場で利用し，第二次世界大戦後に世界各地に普及した。その効果は絶大で，DDT革命とも呼ばれる。しかし，その毒性の強さが，レイチェル・カーソン『沈黙の春』によって批判されると，多くの国では利用が停止された。
※8　Edward Jenner（1749〜1823），イギリスの医師。1796年ウシの天然痘をヒトに接種することによって（牛痘），免疫を獲得することができることを発見した。
※9　Otto Gottlieb Johann Mohnike（1814〜1887），オランダ東インド会社の医師として長崎に滞在し，牛痘苗をもたらした。
※10　1802〜1852，佐賀藩の藩医。1849年息子に牛痘を接種し，その後，藩主の息子にも接種を行った。
※11　1810〜1863，幕末の蘭学者。大坂に適塾を開設し，福沢諭吉・大村益次郎などの門人を教育した。

幕府も1858年江戸の神田に種痘所を開設しました。

病原菌の発見と細菌学説の確立

　19世紀後半は，感染症の原因が汚れた水などの劣悪な環境ではなく，病原性微生物であることが確かめられ（この考え方を細菌学説と呼びます），感染症への対策が変化した時代でした。フランスのパスツール[※12]やドイツのコッホ[※13]がさまざまな貢献をしました。

　日本の学者の貢献も大きかったのです。19世紀半ば以後，日本では，江戸時代に発達した蘭学[※14]を基礎として西洋医学が本格的に導入され，近代的な病院，医学校などが整備されました。多くの学者がヨーロッパや米国に留学し，感染症の研究を進めました。北里柴三郎[※15]は，コッホのもとで研究を進め，破傷風菌[※16]の純粋培養に成功し，ペストの研究などを進めました。また，伝染病研究所（後に，北里研究所）を設立し，多くの研究者を育て，北里門下の志賀潔[※17]が赤痢菌を発見しました。

ペスト菌の発見

　1894年香港での流行が起点となって，ペストの第3次流行が起こりました。19世紀から20世紀にかけて，ペストは東アジアや南アジアを中心に流行したのです。その起源は雲南で，19世紀後半広東省で流行していたペストが，香港での流行ののち，中国，台湾，日本や東南アジア，インドへ，また，ハワイから米国の西海岸などにも広がりました。

　日本でも港町を中心にペストが発生しました。しかし，患者・死者は総計で数千人程度にとどまりました。流行の規模は大きくなかったのですが，心理的

な影響は大きく，19世紀の日本はコレラ対策とペスト対策を通じて，さまざまな感染症対策を整備したと見ることができます。1897年の伝染病予防法では，コレラ・赤痢・腸チフス・天然痘・発疹チフス・猩紅熱[18]・ジフテリアとペストが法定伝染病と定められました。

　ペスト菌発見の栄誉を担ったのは，パスツール研究所から香港に派遣されたアレクサンドル・イェルサン[19]でした。この時，北里柴三郎なども香港に派遣され重要な研究を行いました。これは，ペストの歴史において画期的な出来事でしたが，逆に言えば，それ以前の流行についてはそれをペストであると確認することができないということでもあります。

　インドでは20世紀半ばまでに総計で約1300万人から1500万人のペストによる死者が出ました。中国の状況は，日本に比べれば深刻でしたが，人口動態に

※12 Louis Pasteur（1822〜1895），フランスの細菌学者。牛乳やワイン・ビールの腐敗を防ぐ低温殺菌法を開発し，狂犬病ワクチンなどを開発した。

※13 Robert Koch（1843〜1910），ドイツの細菌学者。結核菌やコレラ菌を発見した。

※14 オランダ語を通じて西洋の学術を研究する学問。前野良沢・杉田玄白・大槻玄沢らが中心で，オランダ東インド会社の医師として長崎を訪れたシーボルトの貢献が大きかった。

※15 1853〜1931，日本の細菌学者。ドイツに留学し，コッホのもとで研究を進め，帰国後，伝染病研究所（現在の東京大学医科学研究所）を創立して，初代所長となり，感染症の研究をリードした。伝染病研究所が東京帝国大学に吸収されると，北里研究所を創設し，現在の慶應義塾大学医学部の創設のために尽力した。

※16 破傷風の原因となる病原体。破傷風菌が体内に入ると中枢神経が冒され，重症になると死亡する場合もある。

※17 1870〜1957，日本の細菌学者。エールリッヒのもとで化学療法を研究し，フランスからBCGを持ち帰り，研究を進めた。

※18 連鎖状球菌を病原体とする感染症。子どもが多くかかり，急な発熱や寒気，発疹をともなう。

※19 Alexandre Emile Jean Yersin（1863〜1943），スイス生まれの細菌学者。ベトナムのパスツール研究所から派遣され，1894年香港でペスト菌を発見した。

大きな影響を及ぼすものではありませんでした。ただし、シベリア起源の肺ペストが1910年から1911年に満洲で大流行し、5万人を超える死者を出しました。また、朝鮮半島ではペストの流行はなかったとされています。

　ペスト菌は、残念なことに細菌兵器としても利用されました。第二次世界大戦中、日本軍は中国でペスト菌を細菌兵器として散布したことがあります[20]。今日、私たちを大量に殺傷する能力のある兵器を大量破壊兵器＝N（nuclear〈核〉）B（biological〈生物〉）C（chemical〈化学〉）兵器と呼びます。日本は、1945年8月に広島・長崎で核兵器の攻撃を経験し、また、1995年の地下鉄サリン事件[21]などで化学兵器が使用された経験も持っています。このことは、科学技術と私たちの社会のあり方を考えるうえで、必ず記憶されるべきことがらです。

第一次世界大戦とスペイン風邪

　第一次世界大戦の末期、「スペイン風邪」と呼ばれるインフルエンザが大流行しました。その起源をめぐっては二つの説があり、一つは米国起源説、もう一つは中国起源説で決着はついていません。亡くなった人の人骨の分析から、高病原性[22]の鳥インフルエンザであったとされています。

　インフルエンザは、1918年3月に米国のデトロイト、サウスカロライナや西海岸で流行し、米軍の兵士によってヨーロッパ戦線のフランスにもたらされました。多くの人々、特に抵抗力のある若者が犠牲となったのは、ウイルスと人体の免疫が格闘する中で、免疫反応が過剰だったからだとされています。このことは、今日でも鳥インフルエンザの出現が危惧される原因の一つです。第一次世界大戦の停戦協定は1918年11月に結ばれましたが、今度は復員する兵士によってインフルエンザが世界に広がりました。

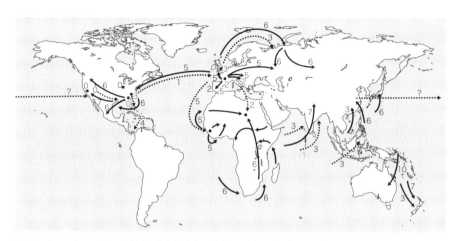

図18 インフルエンザの大流行（1918年） 数字は，例えば日本では米国での発生以降，6か月で流行が始まったことを示している。

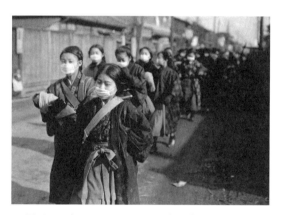

図19 日本でのスペイン風邪の流行（1918～19年）

※20 上田信『ペストと村―七三一部隊の細菌戦と被害者のトラウマ』風響社，2009年。
※21 宗教団体のオウム真理教によって，東京の地下鉄の車両内で神経ガスのサリンが散布され，乗客および乗務員や係員，救助にあたった人々に死者を含む多数の被害者が出た。
※22 病原体に感染症を引き起こす性質があり，その程度が高いことを指す。

6．開国と戦争の時代の感染症（19世紀半ばから20世紀半ばまで） 57

この時期，子どもたちは次のように歌っていました。簡単な英語なので，そのままにしておきます。

I had a little bird

And its name was Enza

I opened a window

And in-flew-Enza

米国の兵士や物資が大西洋を越えて大量に動員されたことが，インフルエンザの大流行に格好の条件を提供しました。被害が最も深刻だったのはインドで，約1850万人が亡くなったとされています。飢饉によって栄養状態が悪化していたことも，病気への抵抗力を弱めたと考えられます。中国には正確な統計がありません。しかし，当時の資料には大きな流行の記載は少なく，流行の規模はそれほど大きくなかった可能性があります[23]。

「国民病」としての結核

結核は疲労から起こる咳などが特徴で，労咳などと呼ばれ，古くから人々を苦しめてきた感染症です。『源氏物語』にも，紫の上が胸の病を患って，光源氏がこれを悲しむ様子が描かれています。

産業革命ののち，いろいろな製品を大量につくるため工場に労働者が集められると，空気感染する結核菌にとってまたとない環境が整いました。また，学校も結核の温床でした。19世紀から20世紀には世界各地で結核が流行し，「白いペスト」や「国民病」と呼ばれたのです。これは結核にかかった患者が顔

色もすぐれなくなることによります。

　結核菌を発見したのはコッホで（1882年），その後，ツベルクリン検査やBCGワクチン※24，抗生物質であるストレプトマイシン※25が開発され（1944年），結核は治るようになりました。

　工業化や都市化の中で，結核は日本でも大流行しました。今上天皇も結核にかかった経験があり，ストレプトマイシンなどで治癒されたことが公表されています。BCGを重視したのは，日本の結核対策の特徴でした。第二次世界大戦中の1942年に強制的接種が開始され，1950年代には毎年1000万人以上に接種が実施されました。しかし，国際的にはその有効性についての考え方が分かれていて，米国などではBCGの接種をしませんでした。結核の抑制には，栄養水準の改善，居住や労働環境の改善も深く関係しているからです。

　結核は，21世紀の現在でも，依然としてたくさんの人々を苦しめている感染症で，AIDS，マラリアとならんで三大感染症の一つとして，特に，アフリカなどでは保健衛生上の大問題となっています。

※23 インドや中国は人口規模が大きく，実際には死者が多くても人口動態に影響を及ぼすものとはならない場合がある。また，腺ペストのように，インドでは多くの人命が犠牲になったにもかかわらず，中国では流行はあったものの，インドほどの規模ではなかったケースもある。こうした問題は，感染症の歴史学の大きな研究課題である。

※24 結核菌を加熱濾過した注射液であるツベルクリン液を経皮接種し，結核感染の有無を判定する検査方法をツベルクリン反応と呼ぶ。その陰性者（未感染者）に対して，人工培養したウシ型結核菌を接種し，免疫を獲得させ，結核の発病を防止する。ウシ型結核菌（Bacillus）を発見したのがパスツール研究所のカルメ（Calmette）とゲラン（Guérin）だったため，BCGと呼ばれるようになった。

※25 Streptomycin。米国のワクスマンによって発見された抗生物質で，結核の薬物治療に効果をあげ，抗生物質の開発のきっかけをつくった。

6．開国と戦争の時代の感染症（19世紀半ばから20世紀半ばまで）　59

マラリアと日本 ― 植民地医学と帝国医療 ―

　19世紀末から20世紀初めになると，マラリアをめぐる研究も進展しました。フランスの軍医だったアルフォンス・ラヴラン[26]がマラリア原虫を発見し，イギリスの軍医ロナルド・ロス[27]が，蚊の吸血によってマラリア原虫がヒトに媒介されることを発見しました。また，イタリアのグラッシ[28]によって，ハマダラカがマラリア原虫を媒介することが確かめられました。

　マラリアの原因となる原虫と媒介動物が確認されると，原虫自体を攻撃する対策と媒介蚊を攻撃する二つの対策が試みられました。原虫対策を重視したのはドイツのコッホで，血液検査によって患者を発見し，キニーネを投与して原虫を駆除する方法を重視しました。一方，媒介蚊への対策を重視したのは米国の軍医や学者でした。パナマ地峡を横断して大西洋と太平洋を結ぶパナマ運河の建設には，マラリアと黄熱病への対策が不可欠でした。米軍の軍医であったゴーガス[29]は，徹底した媒介蚊の撲滅によってマラリアと黄熱病を抑制し，建設工事を成功に導いたのです。

　19世紀末の日清戦争の結果，日本は植民地とした台湾で熱帯熱マラリアと遭遇しました。日本の台湾統治は，マラリアとの戦いでもあったのです。日本は，血液検査とキニーネの投与を軸に対策を進め，その方法を同じく熱帯熱マラリアが流行していた沖縄の八重山と宮古に導入しました。

　アフリカやインドを植民地化したイギリス，アフリカやインドシナ半島を植民地化したフランスが現地でマラリア研究を展開し，また，米国がパナマ運河の開削のためにマラリア研究を進めたように，日本は台湾で医学の研究を進め＝植民地医学（colonial medicine），そこから得た知見にもとづいて衛生事業＝帝国医療（imperial medicine）を進めました。感染症対策などの医療の進歩

や公衆衛生の改善を植民地主義の功績とする考え方があります。人権の制限，経済的搾取や言語の強制などは植民地統治のマイナスだったとしても，感染症の抑制はプラスだったとする考え方です。しかし，歴史はそれほど単純ではありません。感染症を抑制するためには，人々の日常的な生活に深く介入する必要がありました。天然痘対策のために種痘を行うにしても，誰に接種したか，免疫を獲得することができたかどうかなどを細かく確認する必要があります。つまり，身体に触れることが求められるのです。医療や衛生は，植民地において支配される人々との関係を構築するための回路となりました。英領インドの公衆衛生事業を研究したアーノルド[30]は，「身体の植民地化（Colonizing the Body）」という表現を用いて，医療や衛生が植民地主義の最も重要なツールだったことを明らかにしたのです。

戦争とマラリア―沖縄戦の隠された姿―

　マラリアは，第二次世界大戦の多くの戦場で戦況を左右する決定的な役割を

[26] Charles Louis Alphonse Laveran（1845〜1922），フランスの病理学者。陸軍の軍医となり，アルジェリアなどで活動した。マラリア原虫を発見した功績により，1907年にノーベル生理学・医学賞を受賞した。

[27] Ronald Ross（1857〜1932），イギリスの医学者。インドに生まれ，インド医務官として勤務し，マラリアの研究に従事，1902年にノーベル生理学・医学賞を受賞した。

[28] Giovanni Battista Grassi（1854〜1925），イタリアの寄生虫学者。

[29] William Crawford Gorgas（1854〜1920），米軍の軍医。媒介蚊の徹底的な撲滅によってパナマ運河の工事を成功させた。

[30] David Arnold（1946〜），イギリスの歴史家。Arnold, D., *Colonizing the Body: State Medicine and Epidemic Disease in Nineteenth-Century India*. Berkeley: University of California Press, 1993. によって，植民地における医療衛生事業の評価に関するパラダイムシフトを試みた。

6. 開国と戦争の時代の感染症（19世紀半ばから20世紀半ばまで）　61

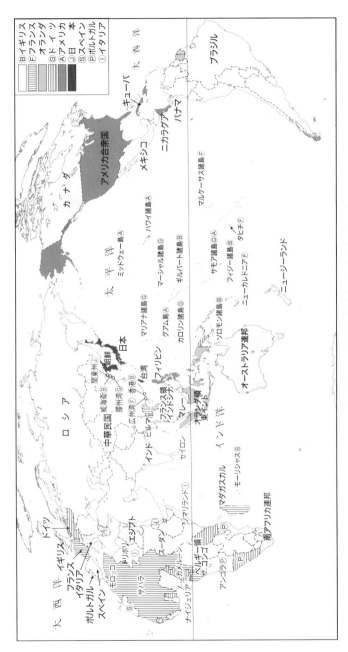

図20 20世紀初頭の植民地分布（第一次世界大戦直前）

果たしました。太平洋における日米戦争の推移を左右したソロモン諸島のガダルカナル島やフィリピンのレイテ島での戦い，また，日本軍が敗勢を挽回するためにインドへの侵攻をめざしたインパール作戦もマラリアとの戦いでした。日本軍は，台湾での経験をもとにマラリア対策を実施しました。しかし，敗色が濃くなるとキニーネの供給が断たれ，多くの将兵がマラリアやアメーバ赤痢などの感染症の犠牲となりました。フィリピンでの戦争に一兵卒として従軍した大岡昇平※31は『レイテ戦記』でその様子を詳しく描いています。また，日米の激戦となった沖縄戦では，米軍の攻撃によって家畜が大量に死亡したため，蚊がかわりにヒトの血を吸うようになり，マラリアが蔓延しました。これは，沖縄戦の隠された姿です。

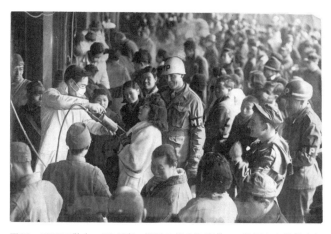

図21　DDTの散布　1946年，横浜の桜木町駅前で，米軍から提供されたDDTを鉄道の利用客に散布しているところ。

※31　1909～1988，日本の小説家。一兵卒としての過酷な戦場体験をもとに，『野火』や『レイテ戦記』などの戦争文学の傑作を残した。

6．開国と戦争の時代の感染症（19世紀半ばから20世紀半ばまで）

戦争がマラリアなどの感染症との戦いだったことは，米軍も同様でした。しかし，米軍は太平洋諸島，アフリカやヨーロッパでも大量のDDTを使用して感染症対策を進め，戦争を有利に進めました。そして，占領した日本でも，各地でDDTによる感染症対策を実施したのです。京都や彦根は，古くからマラリア（三日熱）の流行地でした。米軍は，占領行政の中でこうした風土病の抑制に取り組み，大きな成果をあげました。マラリアやフィラリア，日本住血吸虫症が制圧されましたが，米軍はこうした風土病への対策を進めることによって，占領の正統性を示そうとしたのです。

6. 開国と戦争の時代の感染症（19世紀半ばから20世紀半ばまで）　65

7. 平和と国際保健の時代の感染症
（20世紀半ばから21世紀初めまで）

寄生虫予防会の活躍

　20世紀後半の日本は，感染症の歴史の中で特筆すべき大きな成果をあげました。それは，長いあいだ人々を苦しめてきた多くの寄生虫病を制圧することに成功したことです。寄生虫対策は，20世紀前半には各地で取り組みが始まっていました。しかし，戦争が激しくなると対策にも手が回らなくなり，栄養状態も悪化して，1945年に戦争が終わった時には，日本人の半分以上が回虫などの寄生虫に悩まされていたのです。

　国井 長次郎[1]は，民間団体として寄生虫予防会を設立し（1949年東京に寄生虫予防協会，その後，各地に寄生虫予防協会が設立され，1957年に全国組織としての日本寄生虫予防会が設立された），学校での検便と駆虫薬の配布を通じて鉤虫（十二指腸虫）や回虫などの寄生虫病を制圧していきました。1958年からは予防衛生研究所（現在の国立感染症研究所）の小宮義孝[2]が「回虫ゼロ作戦」「集団検査・集団駆虫」を提唱し，1970年代には生活スタイルの変化の中で，寄生虫の感染率が急速に低下して，生活の質も大きく改善されました[3]。

※1　1916～1996。自らが十二指腸症によって入院したことを契機に寄生虫対策に関心を持ち，寄生虫予防会を設立し，寄生虫対策に尽力した。

※2　1900～1976，日本の寄生虫学者。公衆衛生を専門としていたが，政治運動に参加し逮捕され，その後，上海自然科学研究所で寄生虫を研究した。戦後は，国立予防衛生研究所の寄生虫部長から所長となり，寄生虫対策に尽力した。その経験を生かして，中国でも寄生虫対策を提言した。

※3　小腸や盲腸に寄生する寄生虫である蟯虫の検査（お尻にセロハンを貼る検査）は1958年からずっと行われてきたが，2015年度に廃止された。

7．平和と国際保健の時代の感染症（20世紀半ばから21世紀初めまで）　67

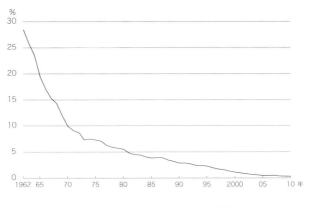

図22　日本における蟯虫寄生率推移

風土病との戦い―日本住血吸虫症と山梨メソッド―

　20世紀初め，桂田富士郎※4が日本住血吸虫を発見し，宮入慶之助※5が中間宿主のオンコメラニア（宮入貝）を発見して，九州の筑後川流域，広島県の片山地方，山梨県の甲府盆地などで風土病として恐れられていた日本住血吸虫症の原因とメカニズムが解明されました。この発見は日本の寄生虫学の金字塔的な業績で，桂田は自分の名前ではなく，「日本の住血吸虫」を意味するSchistosoma japonicum Katsuradaという学名を付けました。中国の馬王堆のミイラから発見されたのはこの寄生虫です。

　第二次世界大戦後になると，小宮義孝などが提唱した山梨方式と呼ばれる水田の灌漑用の溝渠をコンクリートで覆って，オンコメラニアが生息できないようにする方法が試みられ，大きな成果をあげました。そして，小宮義孝は，1956年に中国を訪問し，中国共産党に山梨方式の導入を提言しました。

　1950年代初期，中国の江蘇，浙江，安徽，江西，湖南・湖北，四川などの揚子江流域や広東，福建，雲南などの地域では日本住血吸虫症が流行し，患者数は約

3200万と推定されていました。日本住血吸虫症は，中国史上最大の感染症の一つだったのです。中国共産党は，小宮が提言した溝渠のコンクリート化ではなく，農民や学生および人民解放軍を大規模に動員し，古い溝渠を埋めて新たな溝渠をつくるなどの環境改変によって，日本住血吸虫症対策を進めました。この時期，中国共産党は，急速な社会主義化をめざして人民公社[6]を組織し，土地を国有化しました。中国では，感染症対策は政治運動として推進されたのです。

　山梨方式は，1970年代にフィリピンのレイテ島などの日本住血吸虫症の流行地でも試みられました。しかし，コンクリート化した溝渠の維持や管理が困難で，この方法はあまりうまくいきませんでした。結局，フィリピンでは，日本からの医療協力などによってプラジカンテルという駆虫薬が導入され，制圧に向けた動きが本格化しました。

マラリアとリンパ系フィラリアの制圧

　1956年WHOはマラリア撲滅計画を策定し，莫大な資金を使ってDDTの残留噴霧[7]を中心とする対策を進めました。この結果，モーリシャス，シンガポール，香港ではマラリアの撲滅に成功しました。また，米軍統治下の沖縄でも八重山や宮古でDDTの残留噴霧による熱帯熱マラリア対策が実施され，撲滅に成功し

---

[4]　1867～1946，日本の病理学者。1904年日本住血吸虫を発見した。

[5]　1865～1946，日本の寄生虫学者。鈴木稔とともに，1913年日本住血吸虫の中間宿主が巻き貝（オンコメラニア）であることを発見した。この貝は宮入の功績を記念して宮入貝と呼ばれるようになった。

[6]　1958年に中国共産党が農村に創設した，生産と政治行政を一体化した組織。土地が国有化され，農民はこの組織に所属することになった。

[7]　DDT溶液を建物の壁などに吹き付けておく方法。壁にたかった蚊やハエなどが駆除される。

7. 平和と国際保健の時代の感染症（20世紀半ばから21世紀初めまで）　69

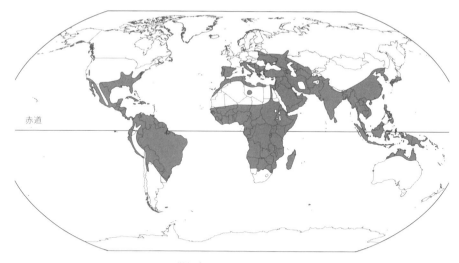

図23　20世紀半ばにおけるマラリア発生地域

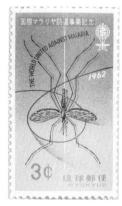

図24　マラリア撲滅運動の切手（琉球政府，1962年）　ハマダラカが描かれている。

ました。

　ところが，1960年代後半になると，DDTに対してハマダラカが耐性を獲得し，また，DDTの毒性への強い懸念が示されるようになりました。レイチェル・カーソンの『沈黙の春』[※8]がそのきっかけをつくりました。また，クロロキンという

マラリア治療薬への耐性を持つマラリア原虫も出現しました。

　長崎，鹿児島，愛媛や沖縄などで流行していたリンパ系フィラリアも，住民への徹底した血液検査とミクロフィラリアの保有者への駆虫薬＝ジエチルカルバマジン（DEC）の投薬によって制圧されました。この方法は，寄生虫の保有者を確認してから駆虫薬を服薬させる選択的集団治療と呼ばれる方法で，これが日本の寄生虫対策の特徴でした。

　第二次世界大戦後，回虫などの寄生虫病が制圧され，マラリア・日本住血吸虫症・リンパ系フィラリアは根絶されました。これは，20世紀後半の日本社会が達成した大きな成果で，これによって人々の生活の質は大きく改善されたのです[9]。

天然痘の制圧

　1958 年，天然痘根絶計画がWHO総会で可決されました。この時期，世界の天然痘患者は約2000万人，死者は400万人を数えると推計されていました。これを受けて，種痘の完全接種が進められましたが，患者数はあまり減少しなかったため，「患者を見つけ出し，患者周辺に種痘を行う」という作戦に変更され，大きな成果をあげました。1977年，ソマリアにおける患者を最後に地球上から天然痘はなくなり，1980 年にWHO は天然痘の世界根絶宣言を出しました。

[8]　Rachel Louise Carson（1907〜1964），米国の生物学者。農薬などの化学物質の危険性を訴えた『沈黙の春（Silent Spring）』は20世紀の社会に最も大きな影響力を持った書物とされている。

[9]　ノンフィクション作家の小林照幸は，『フィラリア―難病根絶に賭けた人間の記録』TBSブリタニカ，1994年，『死の貝』文藝春秋，1998年など，日本における風土病の克服を描いた貴重な記録を発表している。

7. 平和と国際保健の時代の感染症（20世紀半ばから21世紀初めまで）　71

天然痘は，人類が制圧に成功した初めての感染症でした。ところが，天然痘が根絶されると，逆にバイオテロの手段として利用される危険性が出てきました。現在でも，天然痘のウイルスは，米国のアトランタにある疾病対策センター（CDC）とロシアのノボシビルスクの国立ウイルス学・バイオテクノロジー研究所（VECTOR）で保存されています。これはバイオテロが行われた場合に，ただちにワクチンを製造するためです。しかし，これには批判もあって，天然痘ウイルスを保存していること自体がリスクだとする意見もあるのです。みなさんは，どう考えますか。

新興感染症の登場―AIDSとの戦い―

　天然痘の根絶が成功すると，人々は20世紀中には多くの感染症の制圧が可能になると考えるようになりました。しかし，それは正しくありませんでした。1980年代に新興感染症としてHIV（ヒト免疫不全ウイルス）によって引き起こされるAIDS（後天性免疫不全症候群）[10]が出現し，感染症をめぐる楽観主義が大きな誤りであることが明らかになったのです。

　21世紀初めまでにAIDSで亡くなった人は約2500万人を数え，社会的影響はきわめて深刻でした。AIDS以外にもラッサ熱[11]（1969年）やエボラ出血熱[12]（1976年）などの新興感染症が出現しました。エボラ出血熱は1976年最初の患者が現在の南スーダンとコンゴ民主共和国で発見されたウイルス性感染症です。2014年にはギニア，リベリア，シエラレオネで総計1万人を超える患者が発見され，WHOが緊急事態宣言を出すにいたりました。

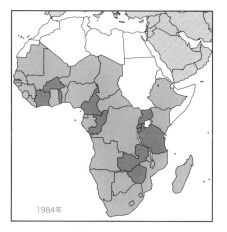 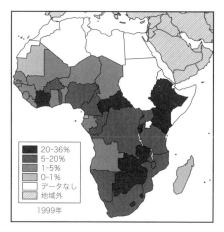

図25 アフリカにおけるHIV 15〜49歳の成人に占める感染者の割合。

※10 HIVを病原体とする感染症。体液が感染源で, 感染するとリンパ球が破壊されることにより免疫機能が低下して, AIDS（後天性免疫不全症候群）を発症する。

※11 ラッサウイルスが病原体で, 野ネズミが媒介する感染症。ナイジェリアのラッサ村で発見され, 西アフリカを中心として流行している。

※12 エボラウイルスを病原体とする致死率の高い感染症。ザイール（現在のコンゴ民主共和国）のエボラ川流域で発見された。

7. 平和と国際保健の時代の感染症（20世紀半ばから21世紀初めまで） 73

8. 21世紀の日本と国際保健の時代の感染症

世界から寄生虫病をなくす―橋本イニシアティブ―

　マラリアは現在でも世界で約2億人が罹患し，年間の死者も50万人を超えています。患者や死者は圧倒的にサハラ以南のアフリカに集中していて，死者の80%が5歳未満の子どもだというのが世界の直面している現実です。

　WHOは，1992年に各国の厚生大臣を集めてマラリア・サミットを開催し，マラリア対策の必要性を確認し，1998年にはWHOのブルントラント事務局長が，「ロールバック・マラリア」[1]を宣言して，マラリア対策を本格化させました。こうした中で，20世紀末には感染症対策がサミット[2]で取り上げられるようになり，その動きをリードしたのは日本でした。

　1997年のデンバー・サミットで，橋本龍太郎首相が国際的な寄生虫対策の必要性を提唱し，1998年のバーミンガム・サミットで，「21世紀に向けての国際寄生虫戦略―国際寄生虫対策報告書―」（厚生省保健医療局国際寄生虫対策検討会，1998年）が提唱され，20世紀にさまざまな寄生虫病を克服した日本が，その経験を生かして世界で寄生虫対策のために積極的な役割を果たすことを約束しました。これは，「橋本イニシアティブ」と呼ばれています。

　2000年の九州・沖縄サミットでは，2010年を目標に，AIDSは若者の新しい感染を25%減らすこと，結核とマラリアは患者や死者を半減させるという「沖縄感染症対策イニシアティブ」が採択され[3]，それを実現させるために世界エ

※1　Roll Back Malaria。2010年までにマラリアによる死亡率および有病率を半減させ，2015年までにさらにそれぞれを半減させる数値目標を持った対策。

※2　1975年から開始された先進国首脳会議（現，主要国首脳会議）。当初，米英仏独伊日の6か国でスタートし，のちにカナダ・EU・ロシアが加わった。ウクライナへの軍事介入によって，ロシアは2014年から参加を停止されている。

※3　外務省http://www.mofa.go.jp/mofaj/press/pr/pub/pamph/pdfs/okinawa.pdf

イズ・結核・マラリア対策基金（グローバル・ファンド）[※4]が設立されました。2008年の北海道洞爺湖サミット（当時はG8）でも，保健専門家会合の提言として，国際保健への提言がまとめられました[※5]。世界エイズ・結核・マラリア対策基金は国際的な感染症対策で存在感をましています。また，日本は国際保健の領域でたいへん重要な役割を果たしてきたのです。

SARSの衝撃

　国際的な感染症対策が国際政治の場面でクローズアップされるようになったのは，新興感染症のリスクが意識されるようになったからでした。21世紀を迎え，2003年に発生したSARS（重症急性呼吸器症候群）[※6]は，2001年の9・11同時多発テロ[※7]とならんで，今日の人類社会が直面している課題を示すものとなったのです。

　SARSの発生は，約二十数か国に及び，患者は約8000人（患者が最も多かったのは中国で，全体の約90％にのぼりました），死者は776人（致死率9.6％）で，人類に決定的な影響を及ぼしてきた天然痘，ペスト，結核などの感染症に比べれば，大きな数ではありませんでした。しかし，心理的な影響は大きく，新興感染症のリスクを人々に確実に知らせることになりました。

　現在，最も恐れられているのは，新型インフルエンザです。渡り鳥などの動きを止めることが困難である以上，新型インフルエンザがいずれ流行することは間違いありません。問題は発生するか否かではなくて，それがいつ起こるかなのです。

NTDsと大村智教授の貢献

　「顧みられない熱帯病」＝NTDs (Neglected Tropical Diseases)[8]も，21世紀の人類が直面している大きな課題です。NTDsに悩まされている人々の数はなんと10億人にのぼるとされ，世界人口の7人に1人という膨大な数です。しかし，NTDsにかかった人々のうち死にいたるケース，つまり死因としてのNTDsは多くはなく，その数は50万人くらいにとどまっています。そのため，がん・心臓疾患・脳性疾患などの生活習慣に起因する病気や三大感染症に比べ社会的関心が低く，「顧みられない熱帯病」とされるのです。しかし，こうした感染症の多くは，人々の生活の質を低下させ，楽しみを失わせる病気なのです。

　2015年にたいへん重要な出来事がありました。イベルメクチンの開発によって大村 智 北里大学特別栄誉教授[9]とウィリアム・C・キャンベル氏[10]が，また，

※4　The Global Fund to Fight AIDS, Tuberculosis and Malaria（世界エイズ・結核・マラリア対策基金），略称はグローバル・ファンド。2002年設立。本部はジュネーブに置かれている。三大感染症であるエイズ，結核，マラリアへの対策のため，G7などの各国政府や民間財団，企業などから大規模な資金を調達し，対策への資金を提供している。年間の拠出額は，約30億ドルから40億ドルにのぼる。

※5　外務省http://www.mofa.go.jp/policy/economy/summit/2008/doc/pdf/0708_09_en.pdf

※6　severe acute respiratory syndrome。SARSウイルスを病原体とする感染症。2002年秋頃に中国南部で始まり，2003年夏にWHOの終息宣言が出された。

※7　2001年9月11日に米国で発生した航空機を使った四つのテロ事件。米国は報復として，アフガニスタンやイラクで武力行使に踏み切った。

※8　熱帯地域の貧困層を中心に蔓延している寄生虫，細菌感染症。日本では制圧された住血吸虫症やリンパ系フィラリアなどの感染症。

※9　1935〜，日本の化学者。駆虫薬のイベルメクチンの開発によって，2015年ノーベル生理学・医学賞を受賞した。

※10　William Cecil Campbell（1930〜），アイルランド出身の生化学者。米国の製薬会社で研究を続け，2015年大村智とともにノーベル生理学・医学賞を共同受賞した。

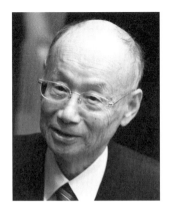
図26 大村智

抗マラリア薬の開発によって中国の屠呦呦教授※11がノーベル生理学・医学賞を受賞しました。大村教授は，異例の経歴の持ち主で，大学卒業後に東京都立墨田工業高等学校の定時制の理科の先生をしていたことがあります。その後，大学院に進学し，北里研究所で寄生虫を駆除する化学物質の発見のための研究を精力的に進め，エバーメクチンを発見し，これを改良したヒトと動物の両方の寄生虫に効くイベルメクチンという薬品を米国の製薬会社のメルク社とともに開発しました。イベルメクチンは，リンパ系フィラリアやオンコセルカ症※12の制圧のために使われるようになりました。

　2000年から開始された世界リンパ系フィラリア制圧計画は，蔓延地域に対して駆虫薬の散布と疾病の管理を進め，2020年までに制圧をめざすこととしました。リンパ系フィラリアの制圧をめぐる対策は日本における制圧の経験を基礎としており，エーザイなどの日本の製薬会社がイベルメクチンを供給しています。

※11 Tú Yōuyōu（1930～），中国の生化学者。抗マラリア薬であるアルテミシニン（青蒿素）の発見によって2015年にノーベル生理学・医学賞を受賞した。

※12 ブユが媒介する寄生虫病で，皮膚や目にこの寄生虫が棲みつき失明してしまうことがあるため，河川盲目症とも呼ばれる。1年に1回イベルメクチンの錠剤を飲むだけで寄生虫を駆除することが可能で，この薬は人々を失明の恐怖から救った。

おわりに―感染症の歴史学―

感染症の衝撃

いくつかの問題を，この本の結論として示すことにします。みなさんもぜひ，その是非を考えてみてください。

まず，いくつかの感染症が人類の歴史に決定的影響を与えてきたことを確認しておきましょう。その背景には，農業革命，都市化，産業革命，交通革命などの大きな社会的変化がありました。農業の発達によって人類を脅かした住血吸虫症やマラリア，戦争や貿易・移民によって新たな土地にもたらされた天然痘，都市化や産業革命とともにあった結核，交通革命によってグローバル化したコレラやインフルエンザなど，いくつかの感染症は人類に決定的な影響を与えてきました。

感染症の衝撃の中で，よく取り上げられるのはヨーロッパ中世の黒死病です。それは，寒冷化による飢饉の中で多くの人々の命を奪い，農民反乱の中で荘園領主が労働力を確保するために農民の身分的束縛をゆるめると，中世から近代への幕をあげる役割を担ったとされるからです。

けれども，本書が明らかにしたように，衝撃の大きかった感染症はほかにもたくさんありました。住血吸虫症，天然痘，マラリア，コレラ，インフルエンザなどをあげることができます。20世紀に最も多くの人々が読んだ本の一つとされるダイアモンド[1]の『銃・病原菌・鉄』[2]は，人類史に決定的な影響を与えたのは，鉄・銃とならんで感染症だと述べ，スペイン人が持ち込んだ天然痘を例

---

[1]　Jared Mason Diamond（1937〜），米国の進化生物学者。『銃・病原菌・鉄』がベストセラーとなった。

[2]　『銃・病原菌・鉄——一万三〇〇〇年にわたる人類史の謎』（上下），倉骨彰訳，草思社，2000年（原著はDiamond, Jared, *Guns, Germs, and Steel, The Fates of Human Societies*, New York: W. W. Norton, 1997）

としてあげています。もちろん，この説はクロスビーの説を発展させたものです。

感染症の歴史学

山本太郎[3]は，『感染症と文明』の中で，感染症を正しく恐れるべきことを主張しています。これはもともと地震学者の寺田寅彦[4]が，地震を「正当にこわがることはなかなかむつかしい」と指摘した言葉を感染症に置き換えたものです。新型インフルエンザや未知の感染症などの新興感染症や再興感染症のリスクは，21世紀を生きる私たちがぜひとも理解しておくべきことがらです。そして，「正当にこわがる」ために感染症の歴史学が役に立ちます。

2011年の東日本大震災[5]ののち，地震や津波をめぐる歴史学的な知見を予知や被害を食い止めるための知恵とする動きが本格化しました。コロンビアン・イクスチェンジ以後の世界を「細菌による世界の統一」という言葉で説明したエマニュエル・ル=ロワ=ラデュリは，「未来を憂うる専門家としての歴史学者の使命は，歴史の寄与を求める者である科学者に力を貸すことではないでしょうか」[6]と述べています。この発言は，21世紀の人類的課題である気候変動を理解するために歴史学が貢献すべきことを説いたものですが，感染症の歴史学にもあてはまります。医学や公衆衛生，環境をめぐるさまざまな学問と協働することが，21世紀の歴史学に求められています。

国際保健と日本への期待

本書では，感染症や寄生虫病の研究での日本人学者の貢献を紹介しました。日本住血吸虫症の寄生虫を発見した桂田富士郎，中間宿主を発見した宮入慶之

助，溝渠のコンクリート化という対策を普及させた小宮義孝などの貢献です。大村智のイベルメクチン開発もこうした軌跡の上にあります。感染症の研究や対策における日本人学者の貢献をもっと紹介したいのですが，限られた紙幅の中で言及することができずに残念です。みなさんも調べてみてください。

　現在，感染症を専門とする多くの研究者は，日本国内での研究を基礎として，国際保健の場で，感染症や寄生虫症の制圧のために努力しています。21世紀の日本に暮らす読者のみなさんは，食物も豊富で，病気になってもすぐに医療の恩恵を受けることができる環境の中で生活しています。世界にはまだ十分な栄養をとることができない人々がいること，病気になっても簡単に治療を受けたり，薬の恩恵にあずかることができない人々がいることを想像することは難しいかもしれません。しかし，それは現実にあることなのです。赤ん坊の時に接種したＭＭＲワクチンという，麻疹・おたふくかぜ・風疹の3種混合ワクチンのことをみなさんは覚えていないでしょう。予防接種ワクチンの開発によって，21世紀の現在，麻疹による死者は約600万人から約30万人まで減少しました。しかし，この30万人という数はなお大きな数字だと言えます。麻疹は依然として，「ワクチンで予防できるのに子どもが亡くなる病気」なのです。

※3　1964〜，国際保健を専門とする日本の医学者，医師，長崎大学熱帯医学研究所教授。

※4　1878〜1935，日本の地震学者。随筆家，俳人としても有名。

※5　2011年3月11日に発生した東北地方太平洋沖地震による災害と福島第一原子力発電所の事故による災害。死者・行方不明者は1万8434人を数え，未曽有の大災害となった。原子力発電所の廃炉のめどは立っていない。

※6　エマニュエル・ル=ロワ=ラデュリ『気候と人間の歴史・入門―中世から現代まで』稲垣文雄訳，藤原書店，2009年，5頁。

おわりに―感染症の歴史学― 83

求められる感染症との共生

　21世紀の初め，地球上の人口はおよそ70億を超えるまでに増加しました。特に，20世紀における急速な人口の増加は，人類が経験したことのないものでした。この背景には，栄養条件の向上や医療・公衆衛生の発達などの要因があります。絶滅してしまう種（species）もたくさんある中で，ミトコンドリア・イブを祖先とする私たちホモサピエンスは，たいへん成功した種だと考えることができます。こうした軌跡の中で，感染症は人類に大きな影響を及ぼしてきました。そして，人類の活動も感染症に大きな影響を及ぼしてきたのです。

　農業の発展は定住を促し，人口の増加や環境の改変をもたらし，感染症の流行のための条件を提供しました。感染症の流行は気候変動とも関係しています。温暖化が進むと，マラリアなどの感染症を媒介する蚊などの生息可能範囲が拡大し，感染症の流行地域も拡大することが心配されています。ヤブカを媒介とするデング熱は第二次世界大戦後には日本列島でほとんど流行したことがなかったのですが，2014年夏に東京を中心に162人の感染者が確認されました。これはごく最近のことなので覚えている人もいるでしょう。デング熱自体は，現在でも年間5000万人から1億人にのぼる感染者が発生しているウイルス性感染症です。アフリカの状況はかなり深刻で，感染者はもっと多いとされています[7]。

　19世紀後半から20世紀後半のほぼ100年の間には，多くの学者や技術者が感染症のメカニズムの発見や治療薬の開発，予防のための対策の開発に尽力しました。数万年におよぶ感染症と人類の攻防は，感染症の原因が明らかになった前後で二つの時期に分けることができます。そして，新興感染症や再興感染症は，人類が感染症を完全に制圧することは困難であることを私たちに教えてく

れました。21世紀に生きる私たちは，感染症とどのように共生していくかを考える必要があるのです。

　日本の社会は，長い時間をかけて寄生虫病や感染症の制圧のためにさまざまな努力を払ってきました。その試みは成功し，かなりの数の寄生虫病や感染症が制圧されました。しかし，日本が制圧に成功した感染症の多くは依然として世界の各地で健康を脅かす存在であり続けています。感染症の制圧は国際保健の課題です。そして，こうした感染症の制圧のために努力することは，医療協力や開発援助の問題だけではなく，グローバル化が進みたいへん狭くなった21世紀の「地球村」に生活する私たちが，安全で健康的な生活をするためでもあるのです。こうした中で，日本の経験は，国際保健の世界で活用することができる貴重な経験だといえるのです[8]。

　この本では，日本から感染症と人類の関係を考えてみることに挑戦しました。歴史学はこうしたテーマも扱うことができます。読者のみなさんが，感染症の歴史学に興味を持ってくだされば幸いです。

※7　デング熱は，第二次世界大戦前後にはマラリアとともに復員軍人によって日本に持ち込まれることの多い感染症で，1944年には大阪・神戸で10万人を超える患者が発見された。都市部の人口密度の高さと，空襲に備えた防火水槽の増設によって，媒介蚊の数が増加したことがその要因であった。

※8　感染症や寄生虫病の制圧をめぐる歴史は，東京にある目黒寄生虫館や長崎大学熱帯医学研究所の熱帯医学ミュージアムでも紹介されています。ぜひ，見学してみてください。

おわりに―感染症の歴史学―　85

参考文献

アリス・ロバーツ，野中香方子（訳）『人類20万年遙かなる旅路』文藝春秋，2013年

飯島渉『ペストと近代中国―衛生の「制度化」と社会変容』研文出版，2000年

――　『マラリアと帝国―植民地医学と東アジアの広域秩序』東京大学出版会，2005年

――　『感染症の中国史―公衆衛生と東アジア』中公新書，2009年

一盛和世「世界の動きとリンパ系フィラリア症制圧対策計画」永井美之（編）『別冊・医学の
　歩み　感染症最前線とグローバル・ヘルス』医歯薬出版株式会社，2016年

上田信『ペストと村―七三一部隊の細菌戦と被害者のトラウマ』風響社，2009年

太田博樹・長谷川眞理子（編）『ヒトは病気とともに進化した』勁草書房，2013年

小野昭『ネアンデルタール人　奇跡の再発見』朝日新聞出版，2012年

海部陽介『日本人はどこから来たのか？』文藝春秋，2016年

春日忠善「日本のペスト流行史―根絶への道」『科学』Vol.47，No.11，1977年

加藤茂孝『人類と感染症の歴史―未知なる恐怖を超えて』丸善出版，2013年

加藤康幸「エボラ出血熱―西アフリカにおける過去最大の流行」永井美之（編）『別冊・医学
　の歩み　感染症最前線とグローバル・ヘルス』医歯薬出版株式会社，2016年

川名明彦「SARSとMERS」永井美之（編）『別冊・医学の歩み　感染症最前線とグローバル・
　ヘルス』医歯薬出版株式会社，2016年

狩野繁之「マラリアとグローバル・ヘルス」永井美之（編）『別冊・医学の歩み　感染症最前
　線とグローバル・ヘルス』医歯薬出版株式会社，2016年

国井長次郎『ハラの虫奮戦記』新書館，1965年

小島荘明『寄生虫病の話―身近な虫たちの脅威』中公新書，2010年

小林照幸『フィラリア―難病根絶に賭けた人間の記録』TBSブリタニカ，1994年

佐藤洋一郎『稲と米の民族誌―アジアの稲作景観を歩く』NHK出版，2016年

酒井シヅ「近世日本とコレラ」酒井シヅ（編）『疫病の時代』大修館書店，1999年

酒井シヅ『病が語る日本史』講談社，2002年，講談社学術文庫，2008年

シゲリスト，松藤元（訳）『文明と病気』（上下）岩波新書，1973年

篠田謙一「ホモ・サピエンスの本質をゲノムで探る」『現代思想』Vol.44－10，2016年5月
　号

島尾忠男『結核の今昔―統計と先人の業績から学び，今後の課題を考える』克誠堂出版，2008
　年

86

鈴木隆雄「古代日本人の病」酒井シヅ（編）『疫病の時代』大修館書店，1999年

高崎智彦「デング熱」永井美之（編）『別冊・医学の歩み　感染症最前線とグローバル・ヘルス』医歯薬出版株式会社，2016年

陳高傭『中国歴代天災人禍表』上海：国立暨南大学叢書之一，1939年，上海書店影印，1986年

常石敬一『結核と日本人―医療政策を検証する』岩波書店，2011年

直木孝次郎ほか訳注『続日本紀』2，平凡社，東洋文庫489，1988年

馬場錬成『大村智―2億人を病魔から守った化学者』中央公論新社，2012年

ハンス・ジンサー，橋本雅一（訳）『ねずみ・しらみ・文明―伝染病の歴史的伝記』みすず書房，1966年

マクニール，W. H.，佐々木昭夫（訳）『疫病と世界史』新潮社，1985年，中公文庫（上下），2007年（McNeill, William Hardy, *Plagues and peoples*, N.Y.: Anchor Press, 1976.）

深瀬泰旦「天然痘，その流行と終焉」酒井シヅ（編）『疫病の時代』大修館書店，1999年

富士川游『日本疾病史』吐鳳堂書店，1912年，平凡社，東洋文庫133，1969年

見市雅俊『コレラの世界史』晶文社，1994年

見市雅俊「病気と医療の世界史―開発原病と帝国医療をめぐって」，見市雅俊・斎藤修・脇村孝平・飯島渉（編著）『疾病・開発・帝国医療―アジアにおける病気と医療の歴史学』東京大学出版会，2001年

三木栄『朝鮮医学史及疾病史』1963年，1991年思文閣出版より複製

宮崎揚弘『ペストの歴史』山川出版社，2015年

メアリー・ドブソン，小林力（訳）『Disease―人類を襲った30の病魔』医学書院，2010年（Mary Dobson, *Disease: The Extraordinary Stories Behind History's Deadliest Killers*, Quercus Publishing, 2007）

村上陽一郎『ペスト大流行―ヨーロッパ中世の崩壊』岩波新書，1983年

モイゼズ・ベラスケス=マノフ，赤根洋子（訳）『寄生虫なき病』文藝春秋，2014年（Moises Velasquez-Manoff, *An Epidemic of Absence: A New Way of Understanding Allergies and Autoimmune Diseases*, Simon & Schuster Inc., 2012）

山本太郎『感染症と文明―共生への道』岩波新書，2011年

山本太郎『新型インフルエンザ―世界がふるえる日』岩波新書，2006年

ル=ロワ=ラデュリ，E.，樺山紘一ほか（訳）『新しい歴史―歴史人類学への道』新評論，1980

年（Le Roy Ladurie, Emmanuel, *Le territoire de l'historien*, Paris: Gallimard, 1973）

脇村孝平『飢饉・疫病・植民地統治―開発の中の英領インド』名古屋大学出版会, 2002年

Arnold, D., *Colonizing the Body: State Medicine and Epidemic Disease in Nineteenth-Century India*. Berkley: University of California Press, 1993.

Benedict, C., *Bubonic Plague in Nineteenth-Century China*, Stanford: Stanford UP, 1996.

Crosby, A.W., *The Columbian Exchange: Biological and Cultural Consequences of 1492*, Conn.: Greenwood Press, 1972.

IIJIMA, W., 'Spanish influenza in China, 1918-20' in D. Killingray and H. Phillips (eds), *The Spanish Influenza Pandemic of 1918-19*, London: Routledge, 2003.

図版出典

図1　Percentage of respiratory speciments that tested positive for influenza
　　　By Infulenza transmission zone Status as of 19 January 2018
　　　http://www.who.int/influenza/surveillance_monitoring/updates/2018_01_22_update_GIP_surveillance/en/
　　　Access Date: 25, January 2018

図2　マイク・モーウッド, ペニー・ヴァン・オオステルチィ, 馬場悠男（監訳）, 仲村明子（訳）『ホモ・フロレシエンシス（上）―1万2000年前に消えた人類』日本放送出版協会, 2008年, p.191

図3　Cliff, A.; Haggett, P.; Smallman-Raynor, M., *World Atlas of Epidemic Diseases*, London: Arnold, 2004, p.43.

図4　寺沢薫『日本の歴史2　王権誕生』講談社, 2000年, 口絵

図5　目黒寄生虫館蔵

図6　Cliff, A.; Haggett, P.; Smallman-Raynor, M., *World Atlas of Epidemic Diseases*, London: Arnold, 2004, p.38.

図7　福島県観光情報サイト　フォトライブラリ　http://www.tif.ne.jp/houjin/photo/

図8　杉山正明『中国の歴史8　疾駆する草原の征服者』講談社, 2005年, p.328～p.329, 改変

図9　Cliff, A.; Haggett, P.; Smallman-Raynor, M., *World Atlas of Epidemic Diseases*, London: Arnold, 2004, p.23.

図10　左　アフロ

　　　右　狩野探幽「探幽縮図　奇疾図巻」京都国立博物館蔵，写真番号340-8288-15

図11　Cliff, A.; Haggett, P.; Smallman-Raynor, M., *World Atlas of Epidemic Diseases*, London: Arnold, 2004, p.40.

図12　編集部作成

図13　「ゑぞ人うゑほうそう之図」函館市中央図書館蔵

図14　アフロ

図15　木村竹堂画「虎列刺退治・虎列刺の奇薬」個人蔵

図16　厚生省医務局『医制百年史（資料編）』ぎょうせい，1976年，p.547

図17　Alamy

図18　Cliff, A.; Haggett, P.; Smallman-Raynor, M., *World Atlas of Epidemic Diseases*, London: Arnold, 2004, p.88.

図19　写真提供：ゲッティ イメージズ

図20　『標準世界史地図』吉川弘文館，1995年，p.50

図21　写真提供：朝日新聞社

図22　日本寄生虫予防会「年度別支部寄生虫検査成績表」（平成16年度以降は「支部別蟯虫検査成績表」）『予防医学ジャーナル』各号より，編集部作成

図23　Cliff, A.; Haggett, P.; Smallman-Raynor, M., *World Atlas of Epidemic Diseases*, London: Arnold, 2004, p.103.

図24　個人蔵，撮影：山下暢之

図25　Cliff, A.; Haggett, P.; Smallman-Raynor, M., *World Atlas of Epidemic Diseases*, London: Arnold, 2004, p.162.

図26　アフロ

著 者

飯 島　渉
いいじま　わたる

1960年生まれ。東京大学大学院博士課程修了。現在，青山学院大学文学部教授。専攻は医療社会史。

主要著書

『ペストと近代中国―衛生の「制度化」と社会変容』（研文出版，2000年）

『マラリアと帝国―植民地医学と東アジアの広域秩序』（東京大学出版会，2005年）

『感染症の中国史―公衆衛生と東アジア』（中公新書，2009年）ほか。

編 集 委 員

上田信

高澤紀恵

奈須恵子

松原宏之

水島司

三谷博

歴史総合パートナーズ④
感染症と私たちの歴史・これから

定価はカバーに表示

2018年8月21日　初　版　第1刷発行
2021年4月20日　初　版　第3刷発行

著　者　飯島　渉
発行者　野村　久一郎
印刷所　法規書籍印刷株式会社
発行所　株式会社　清水書院
　　　　〒102−0072
　　　　東京都千代田区飯田橋3−11−6
　　　　電話　03−5213−7151㈹
　　　　FAX　03−5213−7160
　　　　http://www.shimizushoin.co.jp

カバー・本文基本デザイン／タクティクス株式会社／株式会社ベルズ
乱丁・落丁本はお取り替えします。　　　　ISBN978−4−389−50087−0

本書の無断複写は著作権法上での例外を除き禁じられています。また，いかなる電子
的複製行為も私的利用を除いては全て認められておりません。

歴史総合パートナーズ

① 歴史を歴史家から取り戻せ！―史的な思考法―　　上田信

② 議会を歴史する　　青木康

③ 読み書きは人の生き方をどう変えた？　　川村肇

④ 感染症と私たちの歴史・これから　　飯島渉

⑤ 先住民アイヌはどんな歴史を歩んできたか　　坂田美奈子

⑥ あなたとともに知る台湾―近現代の歴史と社会―　　胎中千鶴

⑦ 3・11後の水俣／MINAMATA　　小川輝光

⑧ 帝国主義を歴史する　　大澤広晃

⑨ Doing History：歴史で私たちは何ができるか？　　渡部竜也

⑩ 国境は誰のためにある？―境界地域サハリン・樺太―　　中山大将

⑪ 世界遺産で考える5つの現在　　宮澤光

⑫「国語」ってなんだろう　　安田敏朗

⑬ なぜ「啓蒙」を問い続けるのか　　森村敏己

以下続刊